SCHÉMAS DE TRAVAUX PRATIQUES

# ANATOMIE

Fascicule 6

SCHÉMAS DE TRAVAUX PRATIQUES

# ANATOMIE

Robert DEPREUX

## 6 MYOLOGIE ANGÉIOLOGIE NÉVROLOGIE

La cavité thoracique, son contenu



VIGOT

## Chez le même éditeur :

## *Collection* SCHÉMAS DE TRAVAUX PRATIQUES D'ANATOMIE

Georges Olivier - *Schémas de travaux pratiques, Ostéologie et Arthrologie*

**1.** *Le Squelette appendiculaire*

**2.** *Le Squelette axial*

Claude Libersa - *Schémas de travaux pratiques, Myologie, Angéiologie, Névrologie, Topographie*

**3.** *Le Membre supérieur*

**4.** *Le Membre inférieur*

Robert Depreux - *Schémas de travaux pratiques, Myologie, Angéiologie, Névrologie*

**5.** *Les Parois du tronc*

**4.** *La Cavité thoracique, son contenu*


Dépôt légal : mars 2007 - ISBN 978-2-7114-0644-9
*Imprimé en France*

# INTRODUCTION

Complément du fascicule sur les Parois du Tronc, ce fascicule VI est constitué par un ensemble de schémas illustrant la morphologie et les rapports des diverses formations contenues dans la cavité thoracique

Le texte annexé aux schémas a été volontairement dépouillé de tous les détails de morphologie, de structure et de rapports. Il a pour simple ambition, non de réaliser une description complète des organes, mais d'en présenter une synthèse.

# La cavité thoracique

# La cavité thoracique

La cavité thoracique est limitée :
— en haut par l'orifice supérieur du thorax, cadre osseux constitué en arrière par la 1re vertèbre dorsale, en avant par le bord supérieur du manubrium sternal, latéralement par la 1re côte ;
— en bas par le muscle diaphragme ;
— en avant par le sternum ;
— en arrière par la portion dorsale de la colonne vertébrale ;
— latéralement par les arcs chondro costaux et les espaces intercostaux.

Cette cavité est occupée en majeure partie par les masses pleuro-pulmonaires qui délimitent entre elles un espace, le *médiastin.* Ce dernier qui constitue la partie centrale de la cavité thoracique est classiquement divisé en deux régions : le *médiastin antérieur* contenant en particulier le cœur, le péricarde et les gros vaisseaux qui partent ou arrivent au cœur, le *médiastin postérieur*, plus étroit, contenant en particulier la chaîne sympathique, l'aorte thoracique descendante, le système veineux azygos, le canal thoracique, l'œsophage.

La limite entre les deux médiastins est constituée de haut en bas par la face postérieure de la trachée, et des bronches souches, par les ligaments triangulaires des poumons, par la face postérieure du péricarde.

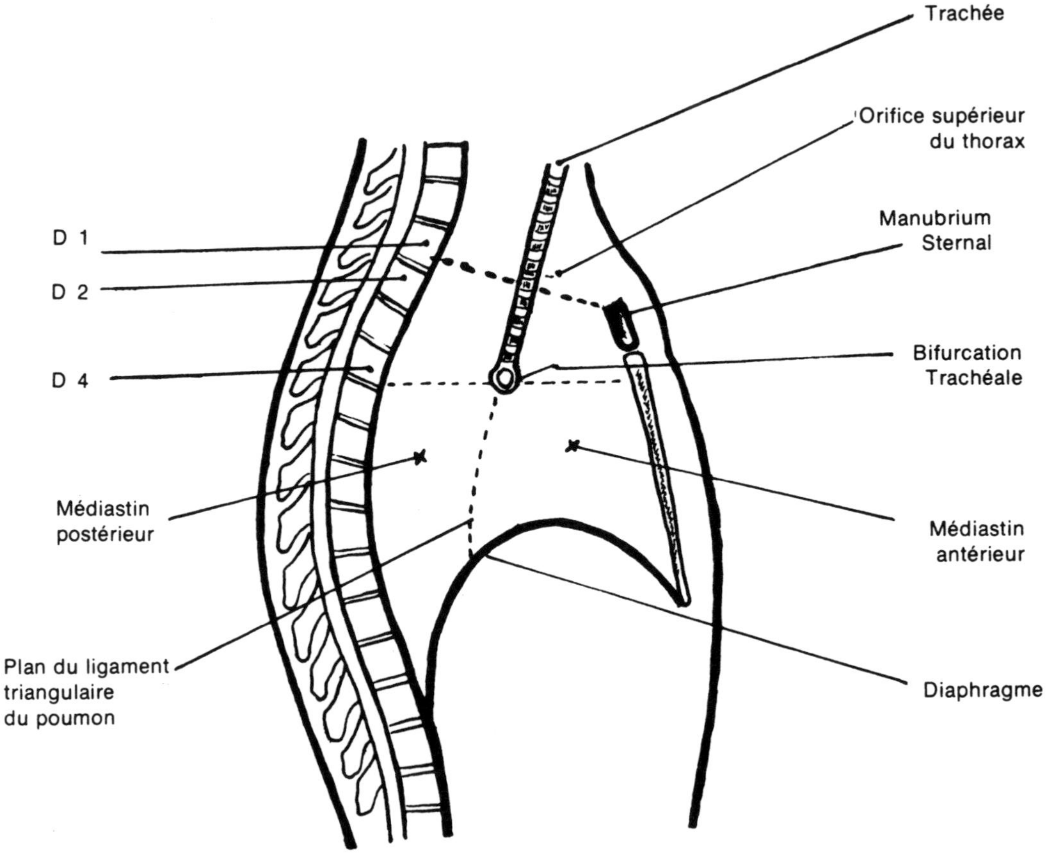


**LES LIMITES DE LA CAVITE THORACIQUE**
**(coupe antéro-postérieure droite)**

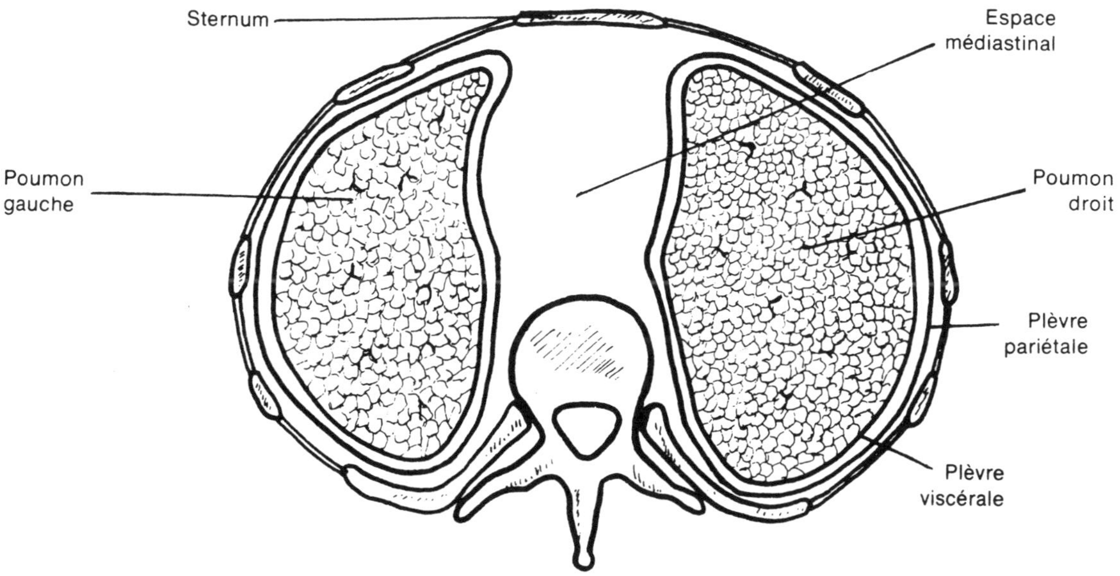
Sternum
Espace médiastinal
Poumon gauche
Poumon droit
Plèvre pariétale
Plèvre viscérale

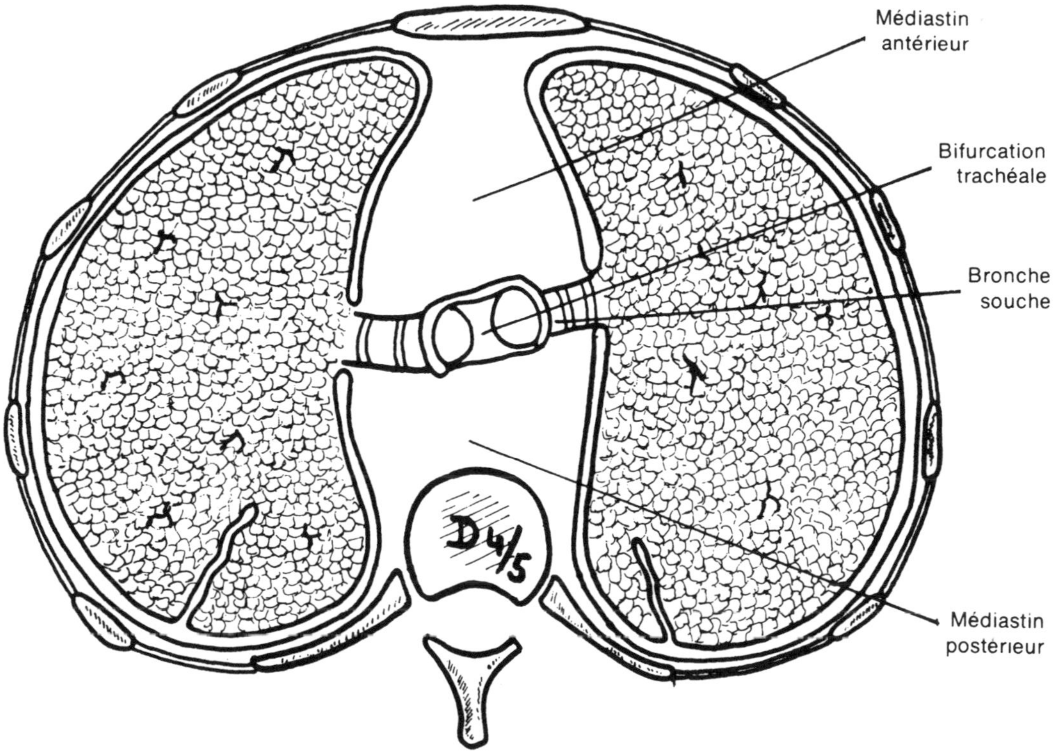
Médiastin antérieur
Bifurcation trachéale
Bronche souche
D4/5
Médiastin postérieur

# Appareil respiratoire

## La trachée

Conduit fibro-cartilagineux fermé en arrière par le muscle trachéal, elle s'étend du larynx (bord inférieur du cartilage cricoïde) à la région thoracique moyenne ($5^e$ vertèbre dorsale) où elle se divise (bifurcation trachéale) en bronches souches : droite et gauche.

De longueur et calibre variables selon les mouvements de déglutition et du rachis cervical, elle présente une obliquité en bas et en arrière et une déviation vers la droite de son extrémité inférieure.

La trachée présente deux portions, cervicale et thoracique.

La portion thoracique située dans le tiers supérieur de la cavité thoracique sépare par sa face postérieure l'espace médiastinal postérieur du médiastin antérieur.

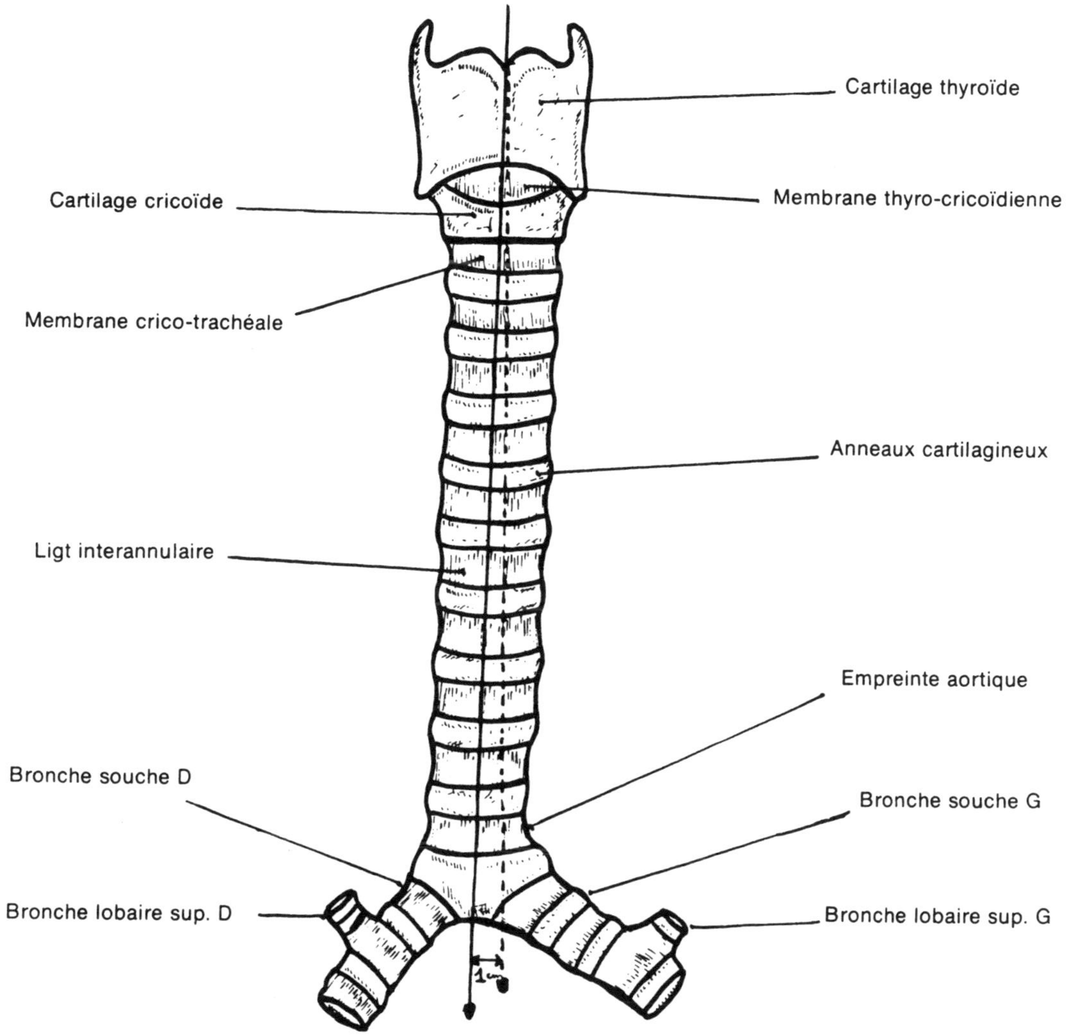


**TRACHEE**
**vue antérieure**

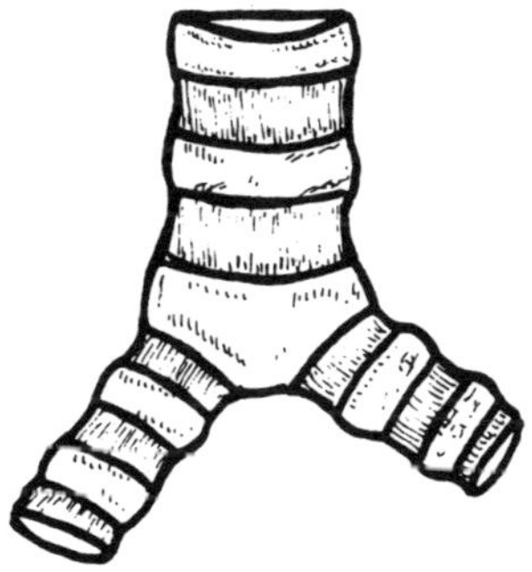

**Bifurcation trachéale**
**cartilagineuse**

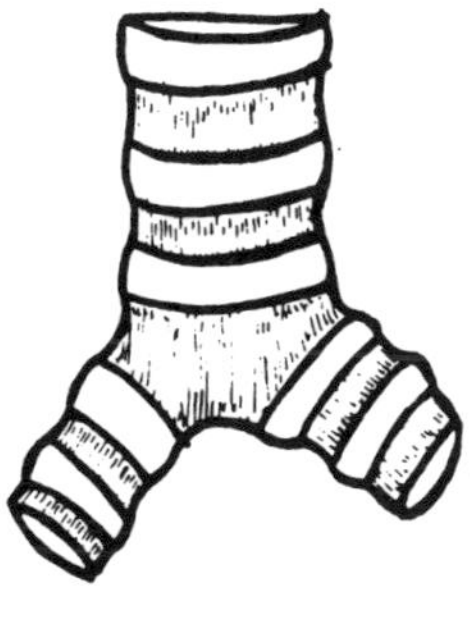

**Bifurcation trachéale**
**membraneuse**

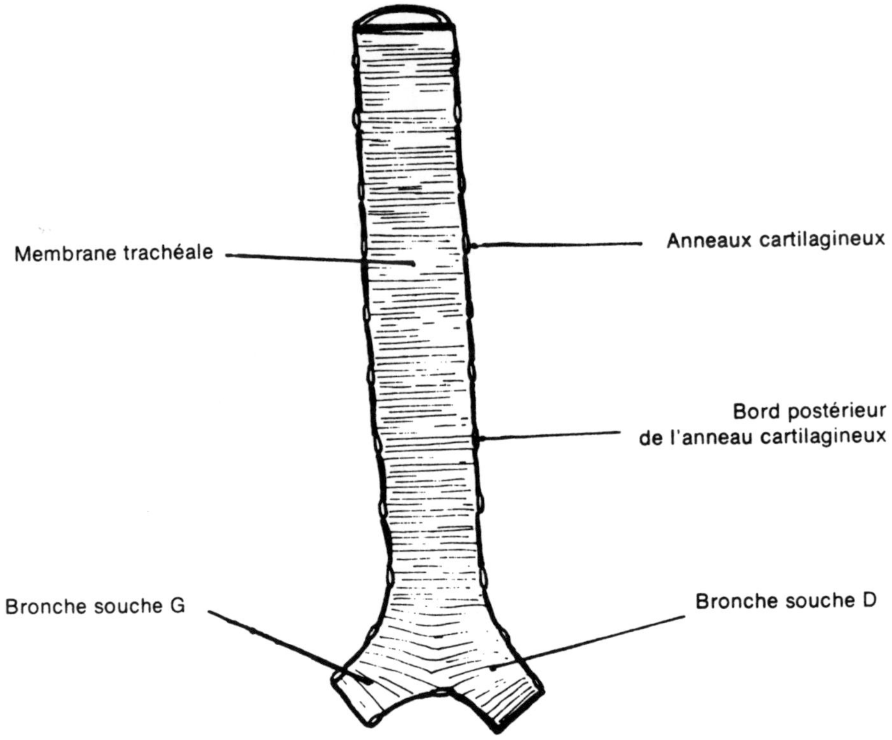


**VUE POSTERIEURE
DE LA TRACHEE**

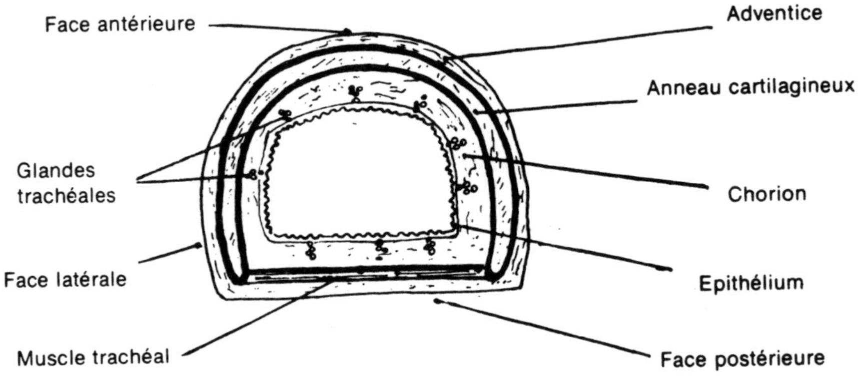


**COUPE HORIZONTALE
DE LA TRACHEE**

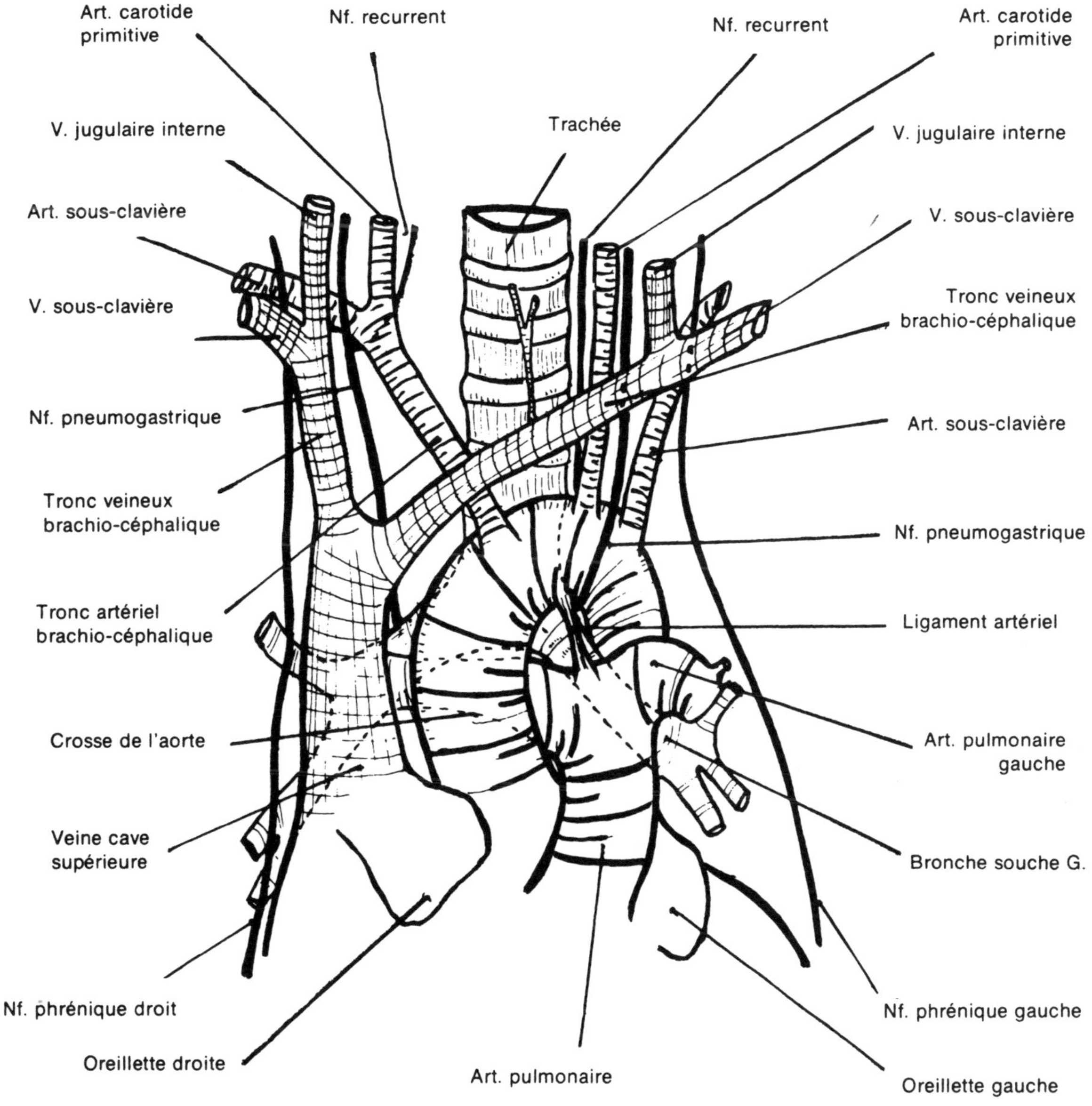


**RAPPORTS DE LA BIFURCATION TRACHEALE (vue antérieure)**

**RAPPORTS DE LA BIFURCATION TRACHEALE**
**Vue antérieure**
**(plan de l'artère pulmonaire)**

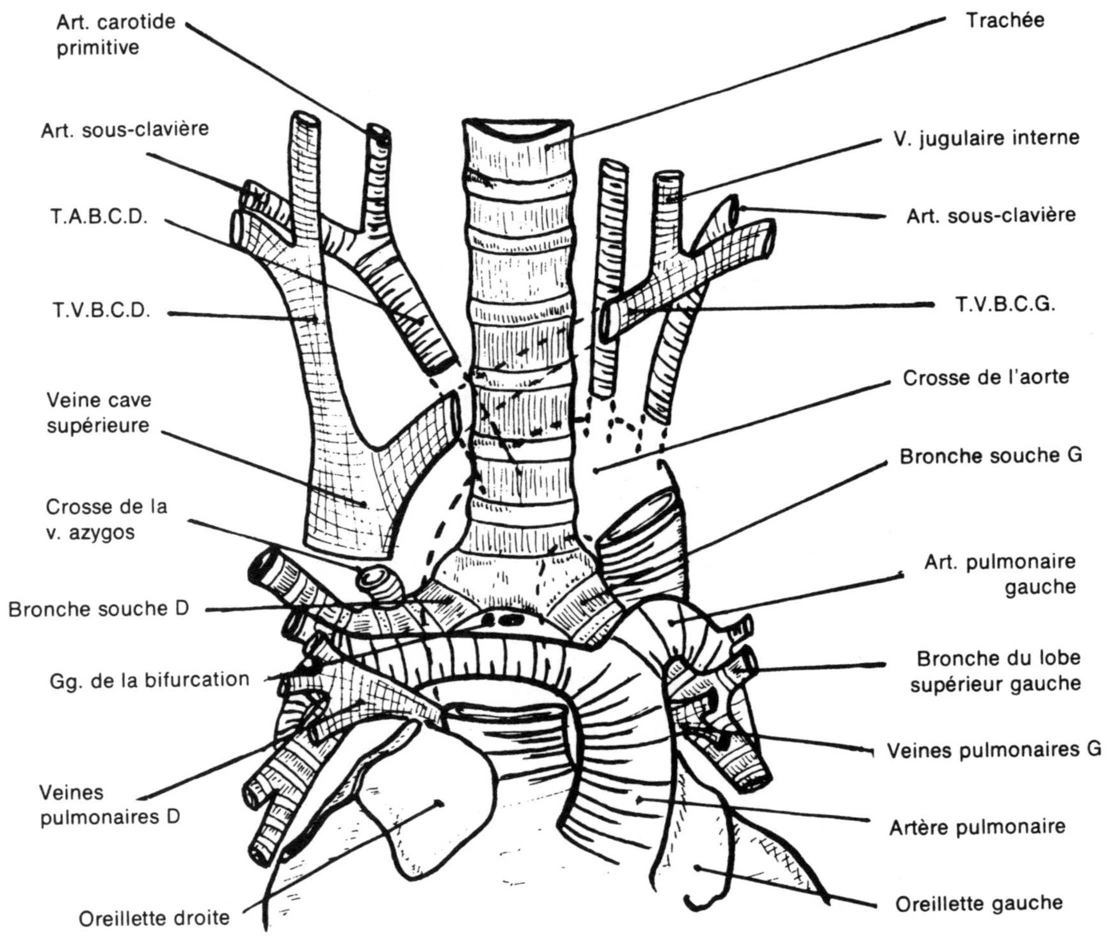


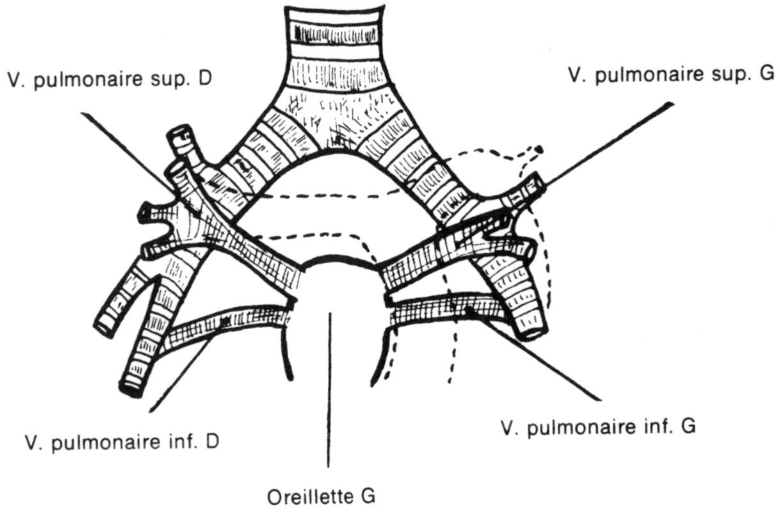

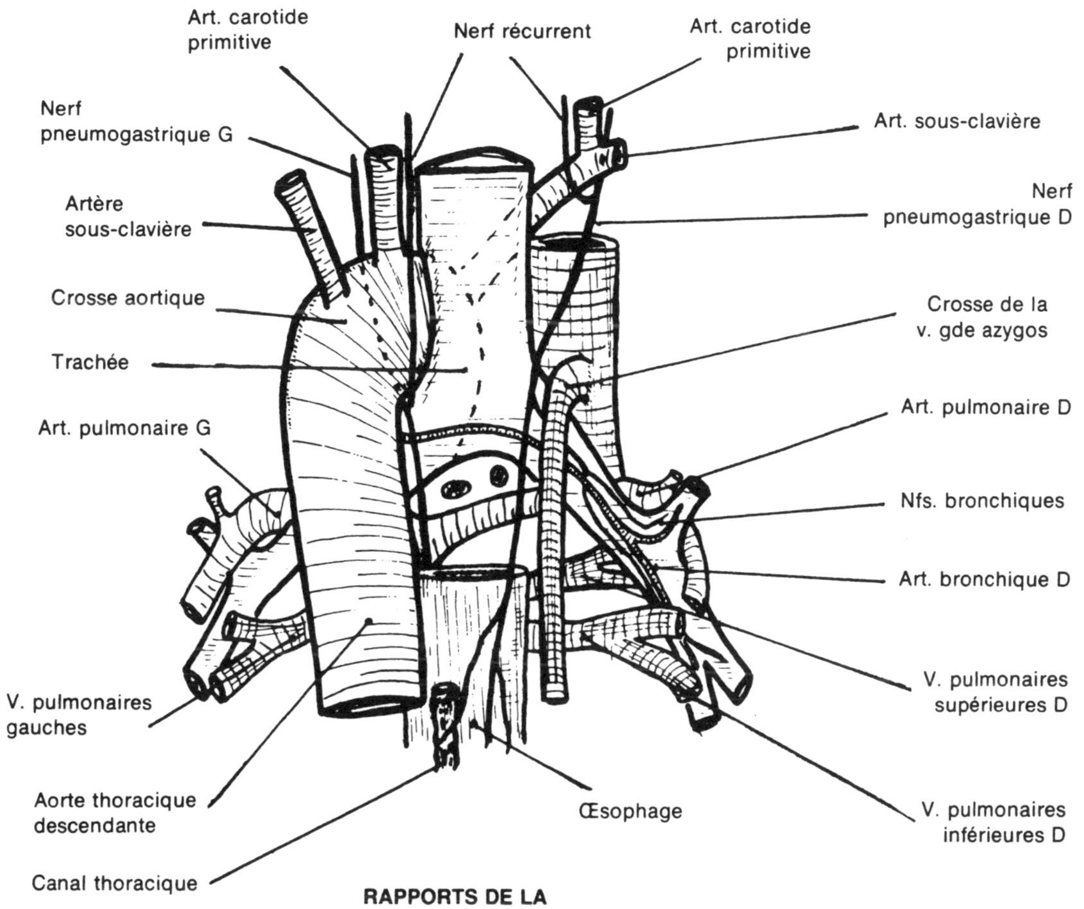


**RAPPORTS DE LA BIFURCATION TRACHEALE (vue postérieure)**

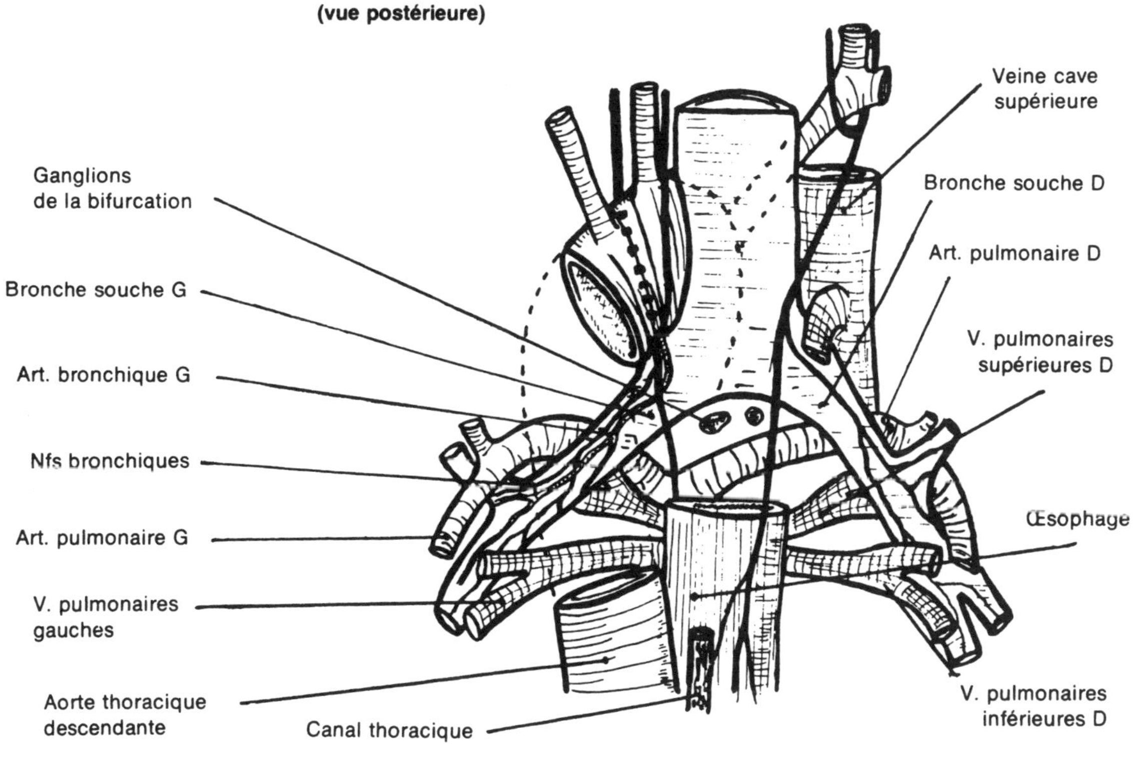

## Le poumon

Les poumons occupent les portions latérales droite et gauche de la cavité thoracique, limitant entre eux l'espace médiastinal.

Demi-cône à base inférieure, à sommet supérieur, de volume variable selon le type morphologique du sujet et le rythme respiratoire, sa capacité est de 5 litres environ.
(air courant, inspiration normale 1/2 litre ;
air complémentaire, inspiration forcée 1 1/2 litre ;
air de réserve, expiration forcée après expiration normale 1 1/2 litre ;
air résiduel dans les alvéoles 1 1/2 litre).

De coloration rouge vif à la naissance, grisâtre chez l'adulte, doué d'une grande élasticité, ayant une surface externe lisse, le poumon présente une *face externe* costale, une *face interne* médiastinale caractérisée par le hile pulmonaire, une *base* ou face diaphragmatique, un *sommet* ou apex.

Le *poumon droit* est divisé en trois lobes : supérieur, moyen et inférieur par la grande et la petite scissure.

Le *poumon gauche* présente deux lobes : supérieur et inférieur séparés par la scissure interlobaire.

Des scissures surnuméraires peuvent isoler des lobes supplémentaires (lobe azygos, loba paracardiaque).

# Poumon droit

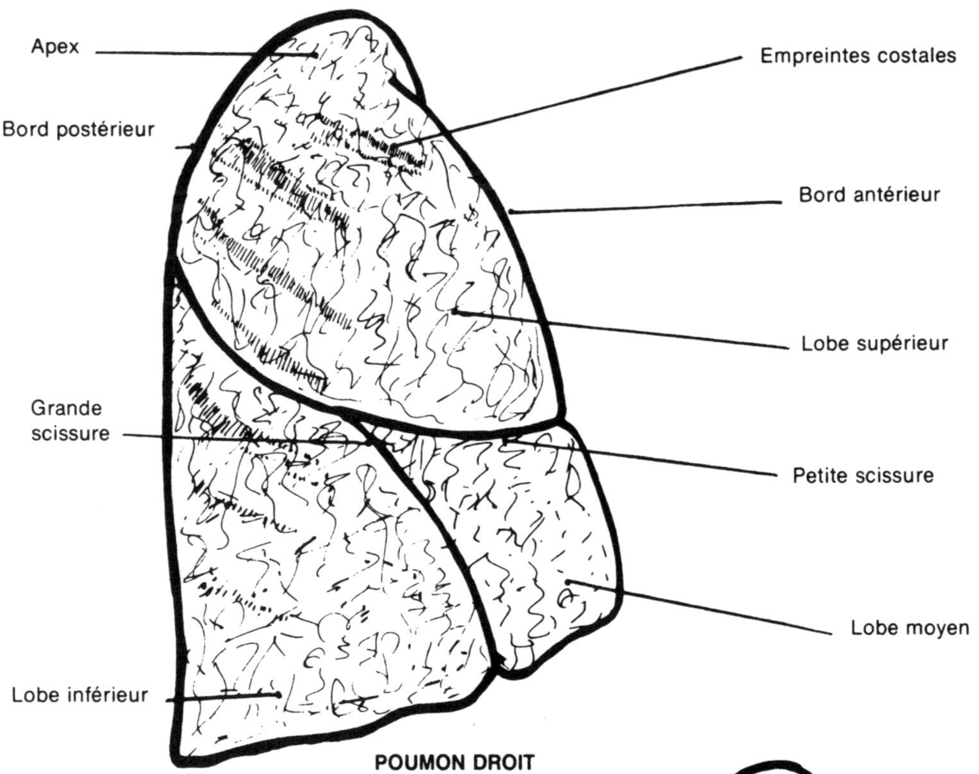


**POUMON DROIT**
**(face externe)**

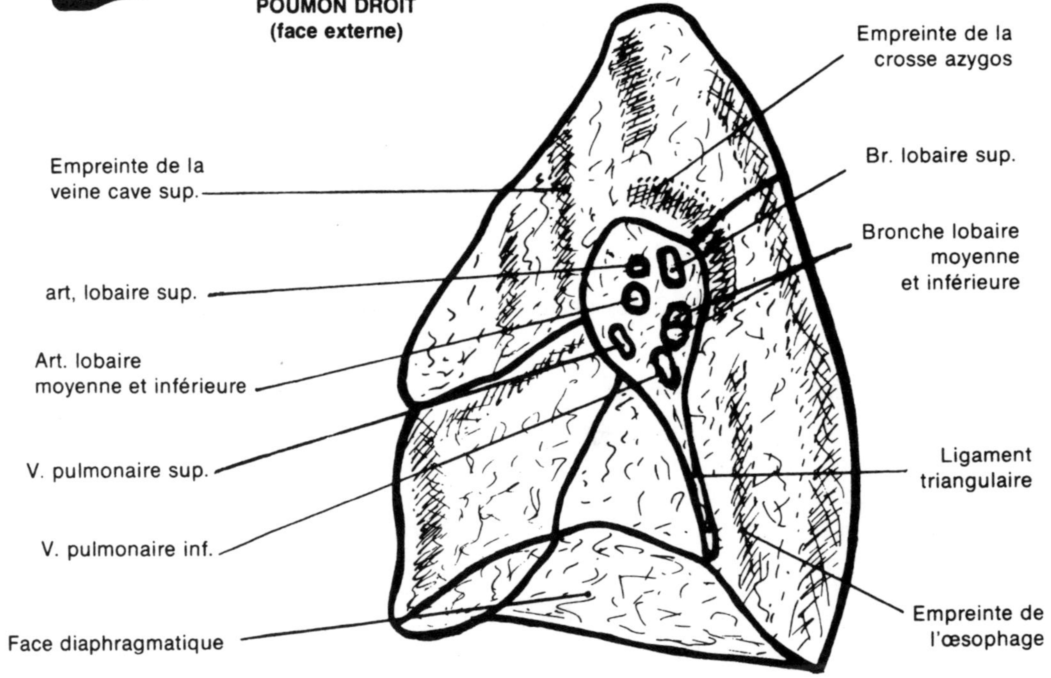


**POUMON DROIT**
**(face médiastinale)**

# Poumon gauche

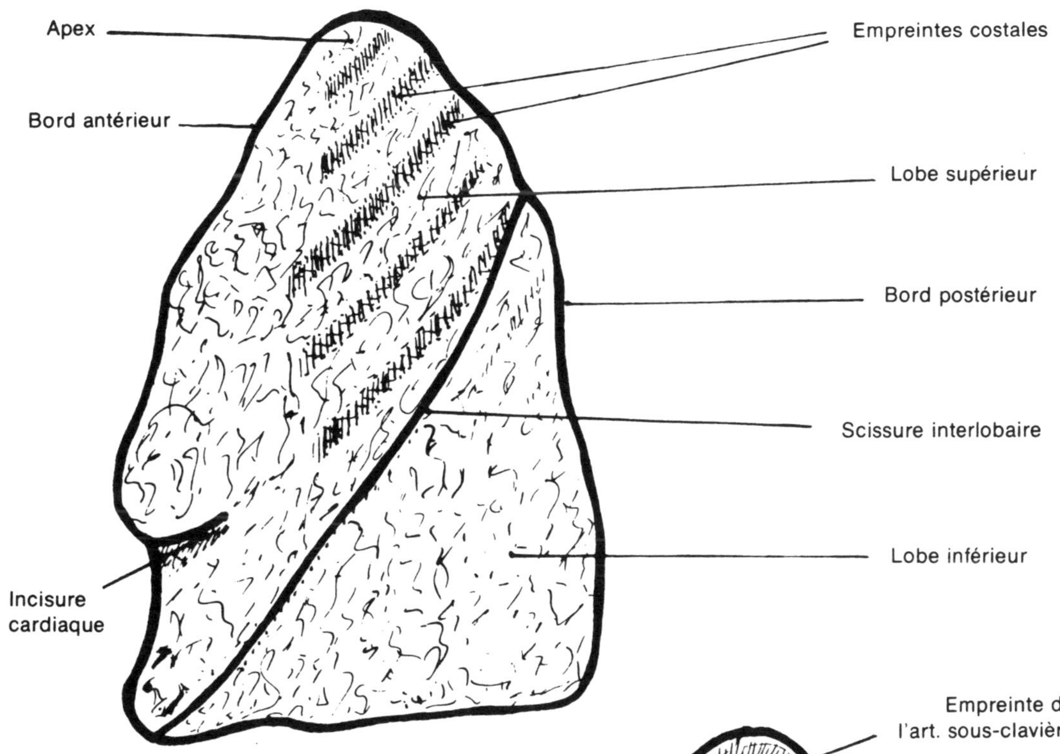


**POUMON GAUCHE**
**(face externe)**

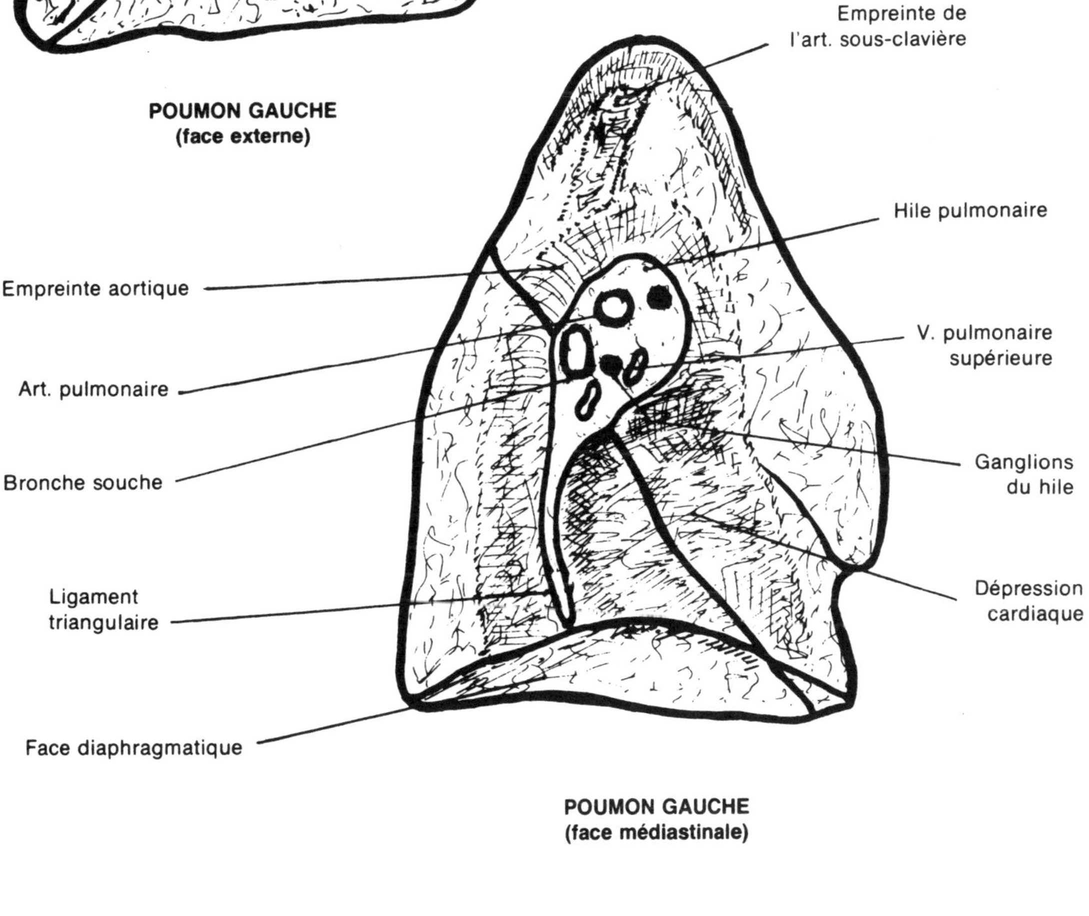


**POUMON GAUCHE**
**(face médiastinale)**

# Nomenclature des ramifications bronchiques

**POUMON DROIT**

*Bronche lobaire supérieure* ou bronche épartérielle de Aeby

se ramifie en :
— bronche apicale ou bronche ascendante de Pablo;
— bronche dorsale ou postérieure,
— bronche ventrale ou antérieure.

*Bronche lobaire moyenne* (ou première bronche ventrale inférieure VI)
se ramifie en :
— bronche externe ou latérale;
— bronche interne ou médiale.

*Bronche lobaire inférieure*

se ramifie en :
— bronche de Nelson ou 1^re^ bronche dorsale inférieure D1 ou bronche apicale du lobe inférieur de Brock;

— bronche paracardiaque ou parabronche interne ou bronche basale interne ou bronche médio basale de Boyden;

— bronche basale antérieure ou bronche ventro-basale;

— bronche basale externe ou bronche latéro-basale;

— bronche basale postérieure ou bronche dorso-basale ou bronche termino-basale.

## POUMON GAUCHE

*Bronche lobaire supérieure*

se ramifie en:

a) Tronc supérieur ou bronche culminale;
se ramifie en:
— Tronc apico dorsal ou apico subapical de Brock;
*collatérales:*
— bronche apicale ou ascendante de Pablo,
— bronche dorsale ou postérieure ou subapicale de Brock,
— bronche ventrale ou antérieure ou pectorale de Brock.

b) Tronc inférieur ou bronche lingulaire;
se ramifie en:
— bronche lingulaire supérieure,
— bronche lingulaire inférieure.

*Bronche lobaire inférieure*

se ramifie en:
— bronche de Nelson ou bronche apicale inférieure de Brock ou première bronche dorsale inférieure D1;
— tronc ventro paracardiaque;

se divise en:
— bronche paracardiaque ou parabronche interne ou bronche basale interne ou bronche médio-basale de Boyden.
— bronche basale antérieure ou bronche ventro-basale ou deuxième bronche ventrale de Aeby,
— bronche basale externe ou latéro-basale,
— bronche basale postérieure ou dorso-basale ou termino-basale.

# Système parabronchique externe

## POUMON DROIT

— $1^{re}$ parabronche externe ou bronche axillaire de Brock destinée au lobe supérieur, d'origine variable; le plus souvent, naît du tronc de la bronche lobaire supérieure.

— $2^{e}$ parabronche externe, destinée au lobe moyen, naît du rameau externe de la bronche lobaire moyenne.

— $3^{e}$ parabronche externe ou bronche axillaire du segment apical du lobe inférieur, destinée au segment de Fowler du lobe inférieur, naît du rameau externe de la bronche de Nelson.

— $4^{e}$ parabronche externe représente une collatérale de la bronche basale antérieure, elle est destinée au lobe inférieur.

— $5^{e}$ parabronche externe représente une collatérale de la bronche basale externe, elle est destinée au lobe inférieur.

## POUMON GAUCHE

— $1^{re}$ parabronche externe, destinée au lobe supérieur, a une origine très variable, naît le plus souvent de la bronche ventrale, parfois du tronc apico-dorsal.

— $2^{e}$ parabronche externe, destinée au segment lingulaire, naît de la bronche lingulaire.

— $3^{é}$ parabronche externe, destinée au segment de Fowler du lobe inférieur, naît de la bronche de Nelson.

— $4^{e}$ parabronche externe, représente une collatérale de la bronche basale postérieure, ventile la partie supéro-externe du segment basal postérieur.

— $5^{e}$ parabronche externe, inconstante, est une collatérale de la bronche basale externe.

# Arbre bronchique

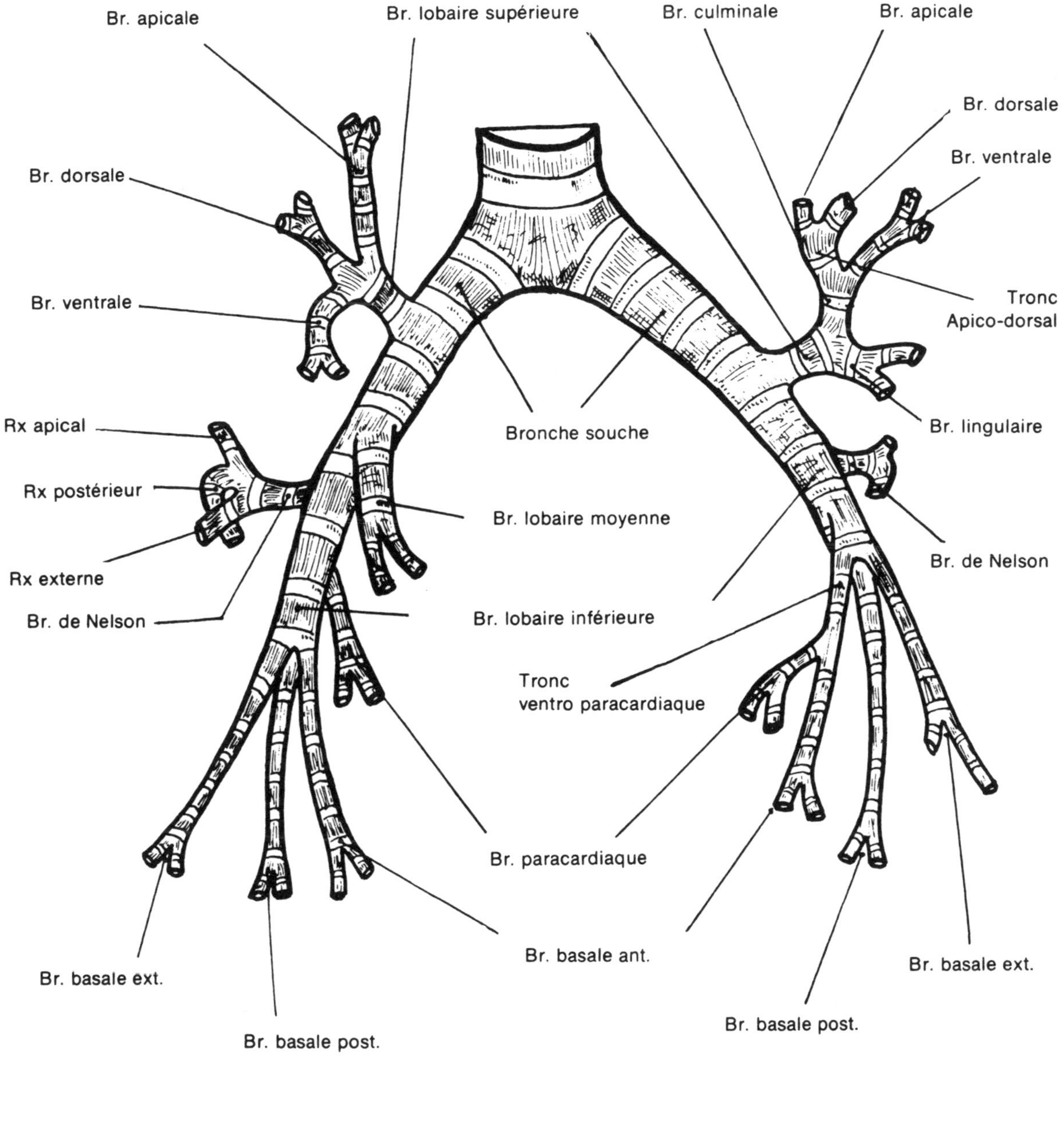

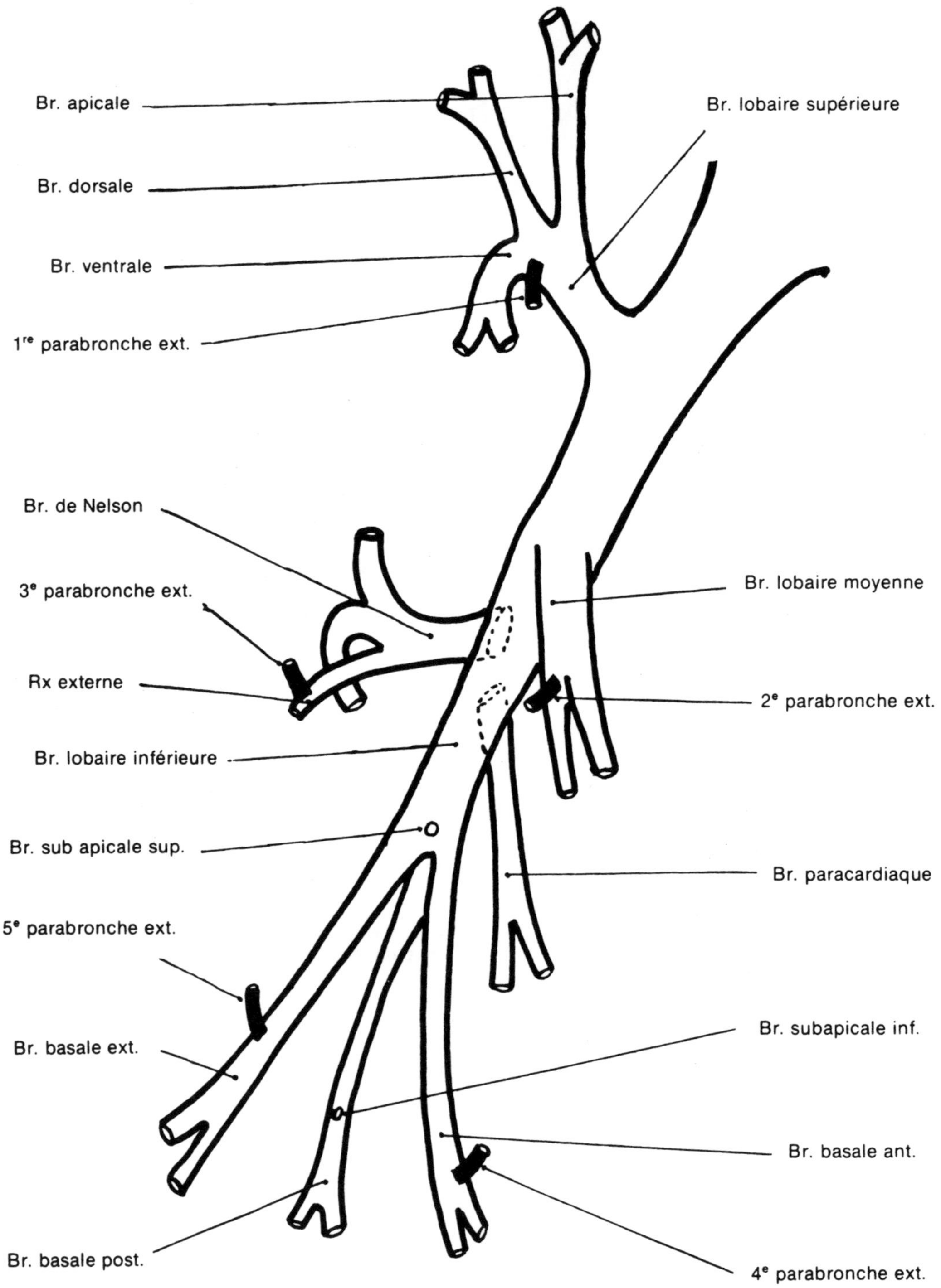


**ARBRE BRONCHIQUE DROIT**
**(vue antérieure)**

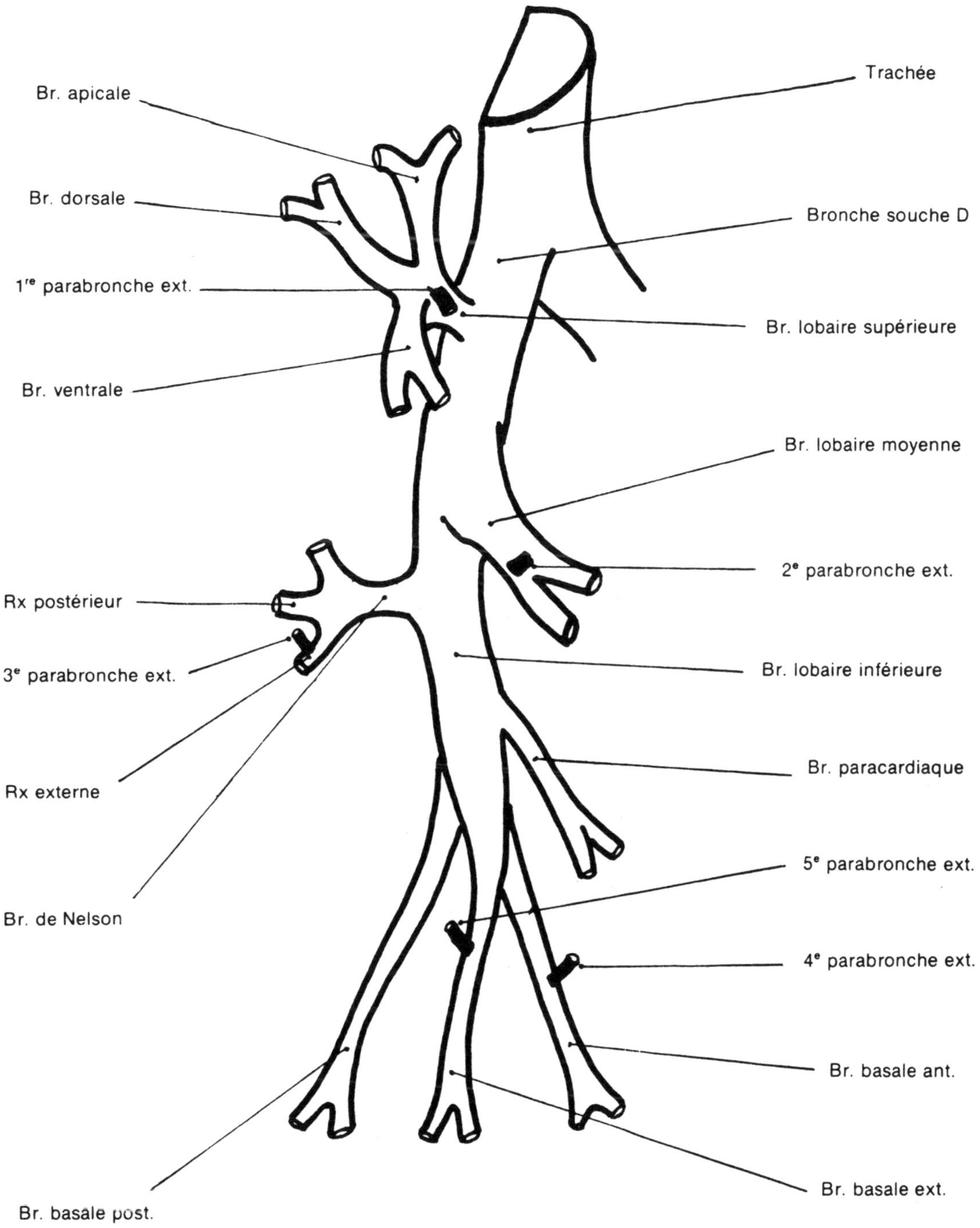


**ARBRE BRONCHIQUE DROIT**
**(vue latérale externe)**

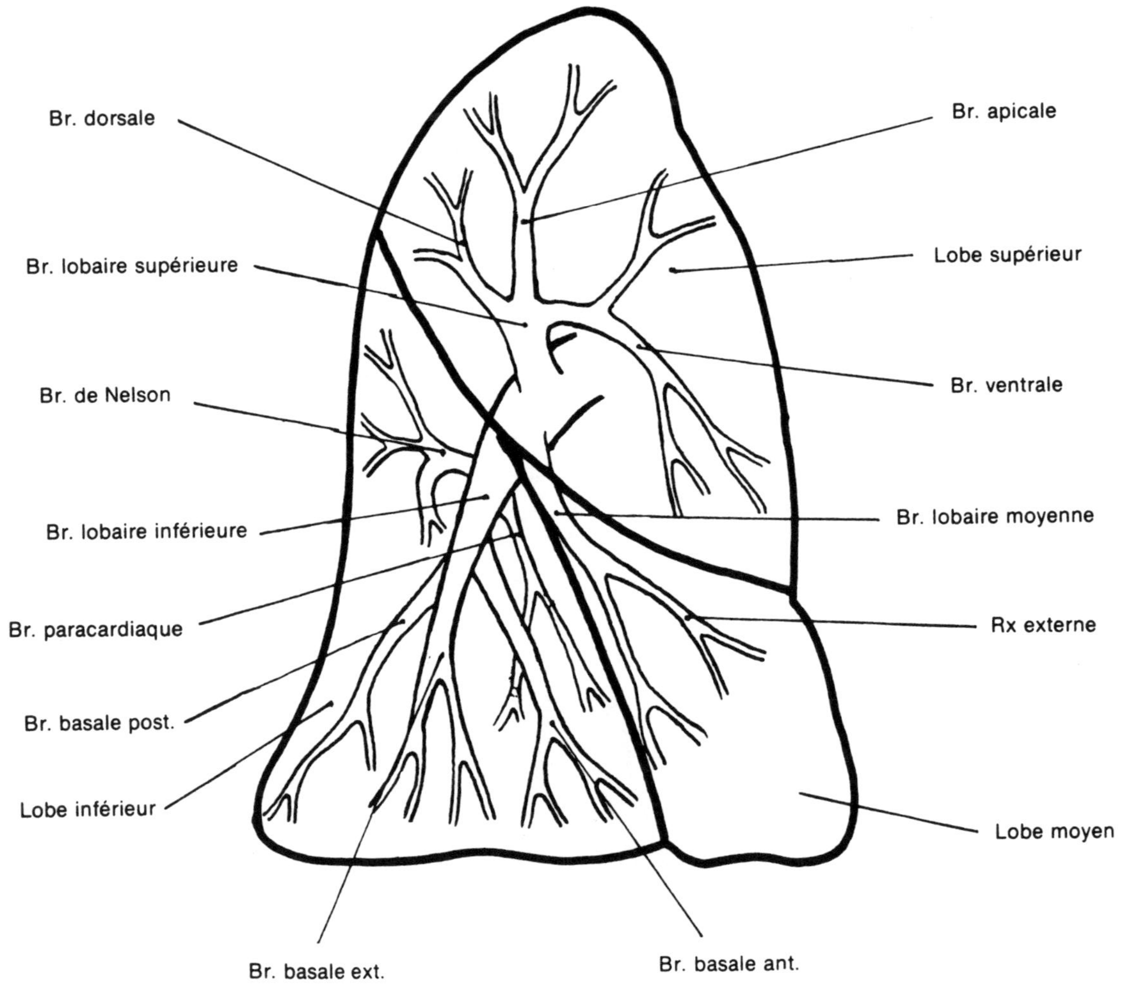


**POUMON DROIT**
**Projection de l'arbre bronchique**
**sur une vue latérale externe**

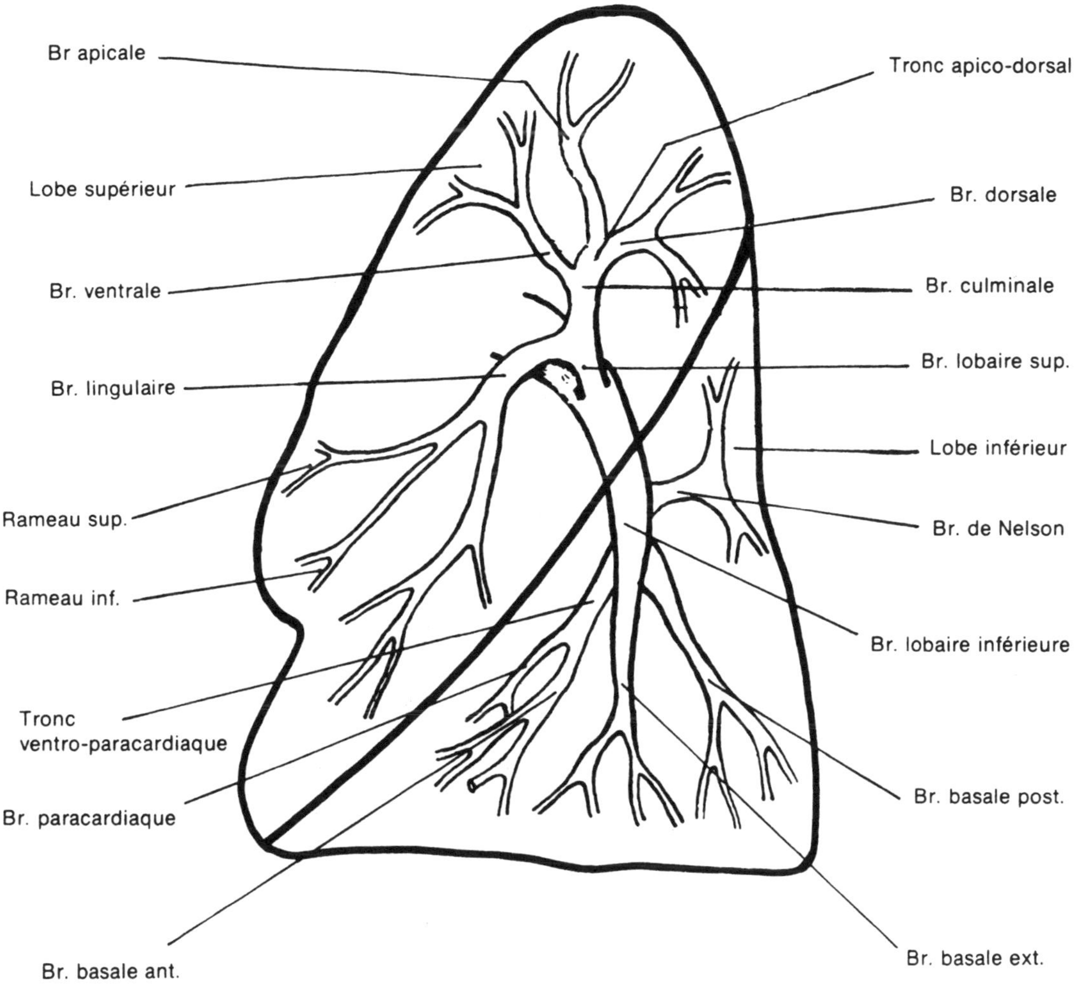


**POUMON GAUCHE**
**Projection de l'arbre bronchique**
**sur une vue latérale externe**

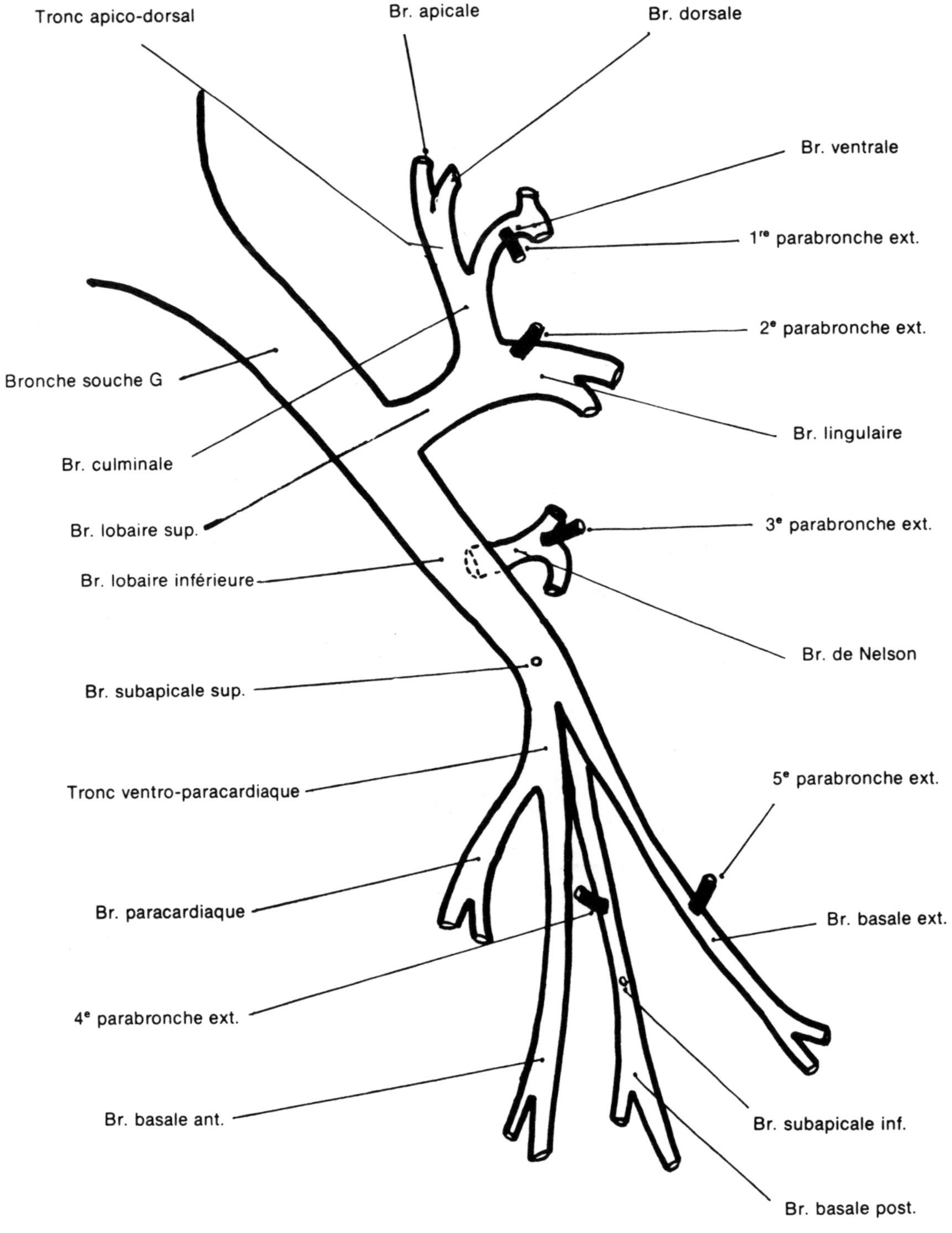


**ARBRE BRONCHIQUE GAUCHE**
**(vue antérieure)**

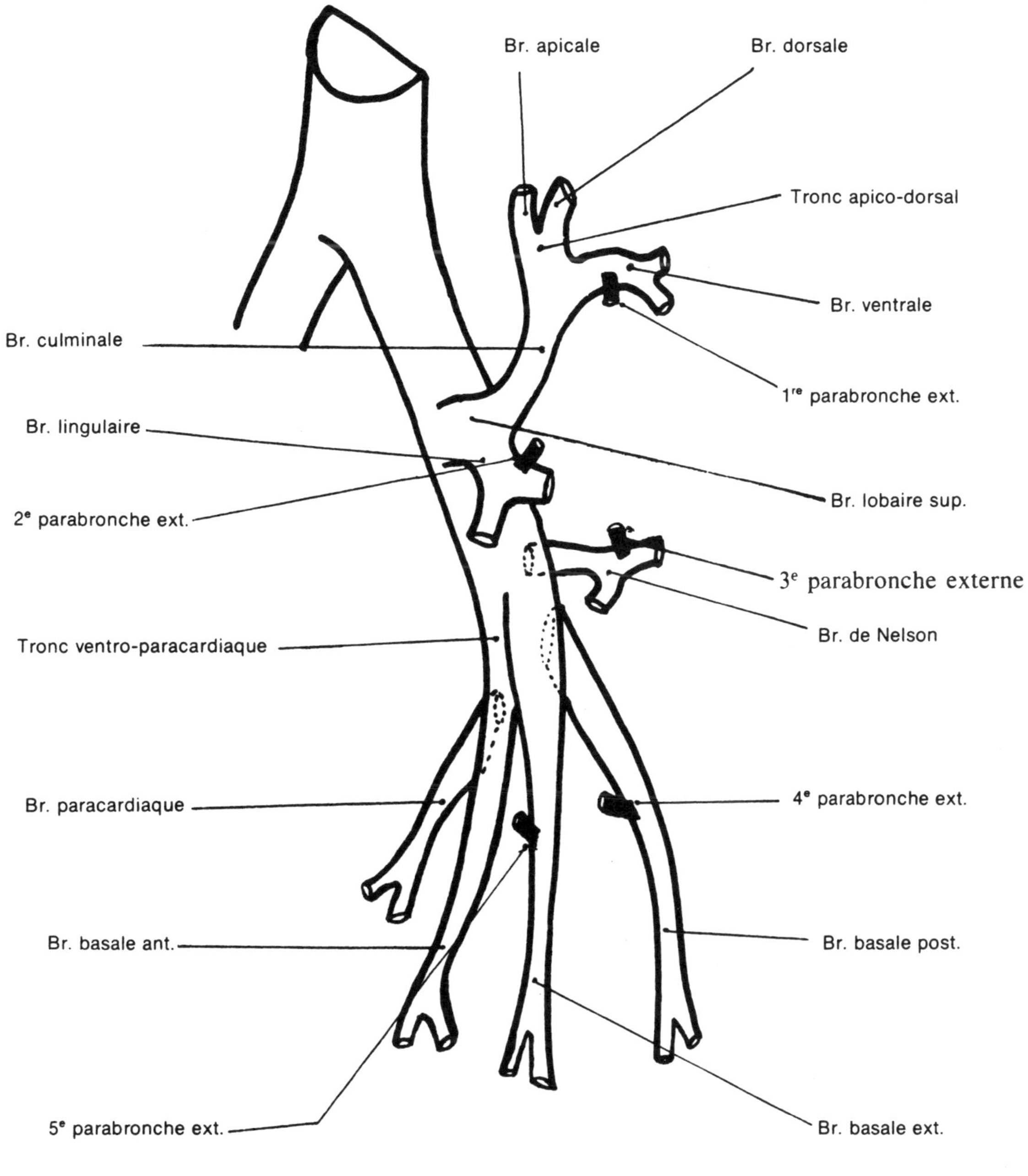


**ARBRE BRONCHIQUE GAUCHE**
**(vue latérale externe)**

# Segmentation pulmonaire

## POUMON DROIT

*Lobe supérieur*

1. Segment apical (bronche apicale).
2. Segment dorsal (bronche dorsale supérieure).
3. Segment ventral (bronche ventrale supérieure).

*Lobe moyen*

4. Segment externe (rameau externe de la bronche lobaire moyenne).
5. Segment interne (rameau interne de la bronche lobaire moyenne).

*Lobe inférieur*

6. Segment basal antérieur (bronche basale antérieure).
7. Segment basal externe (bronche basale externe).
8. Segment basal interne ou paracardiaque (bronche paracardiaque).
9. Segment basal postérieur (bronche basale postérieure).
10. Segment apical inférieur de Fowler (bronche de Nelson).

Pe 1. 1er segment parabronchique externe, axillaire (1re parabronche ext.).
Pe 2. 2e segment parabronchique externe (2e parabronche externe).
Pe 3. 3e segment parabronchique externe (3e parabronche externe).
Pe 4. 4e segment parabronchique externe (4e parabronche externe).
Pe 5. 5e segment parabronchique externe (5e parabronche externe).

SEGMENTATION DU POUMON DROIT

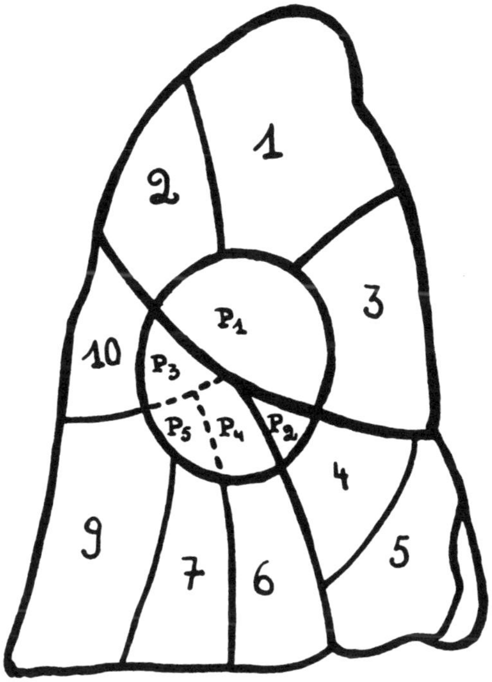


vue externe

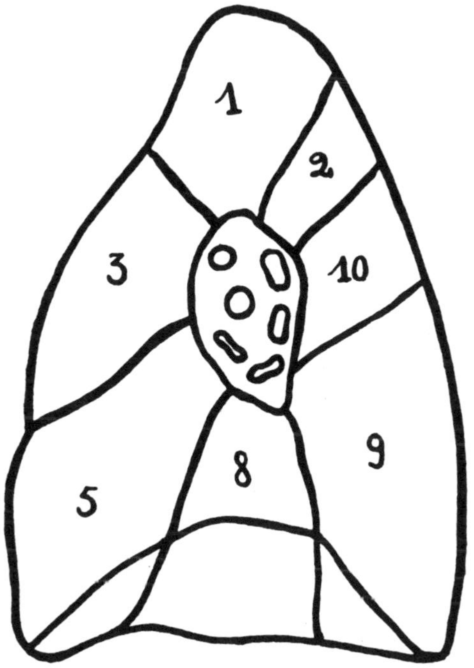


vue médiastinale

# Segmentation pulmonaire

### POUMON GAUCHE

*Lobe supérieur*

1. Segment apical (bronche apicale)
2. Segment dorsal (bronche dorsale supérieure).
3. Segment ventral (bronche ventrale supérieure).
4. Segment lingulaire supérieur (bronche lingulaire supérieure).
5. Segment lingulaire inférieur (bronche lingulaire inférieure).

*Lobe inférieur*

6. Segment basal antérieur (bronche basale antérieure).
7. Segment basal externe (bronche basale externe).
8. Segment basal interne ou paracardiaque (bronche paracardiaque).
9. Segment basal postérieur (bronche basale postérieure).
10. Segment apical inférieur de Fowler (bronche de Nelson).

Pe 1. 1er segment parabronchique externe (1re parabronche externe).
Pe 2. 2e segment parabronchique externe (2e parabronche externe).
Pe 3. 3e segment parabronchique externe (3e parabronche externe).
Pe 4. 4e segment parabronchique externe (4e parabronche externe).
Pe 5. 5e segment parabronchique externe (5e parabronche externe).

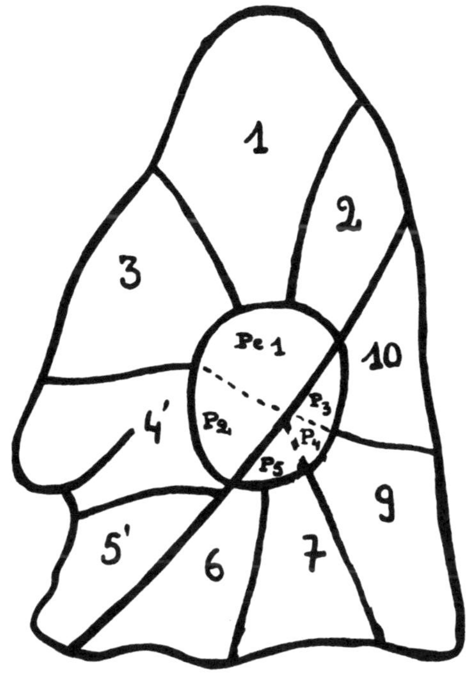


vue externe

**SEGMENTATION DU POUMON GAUCHE**

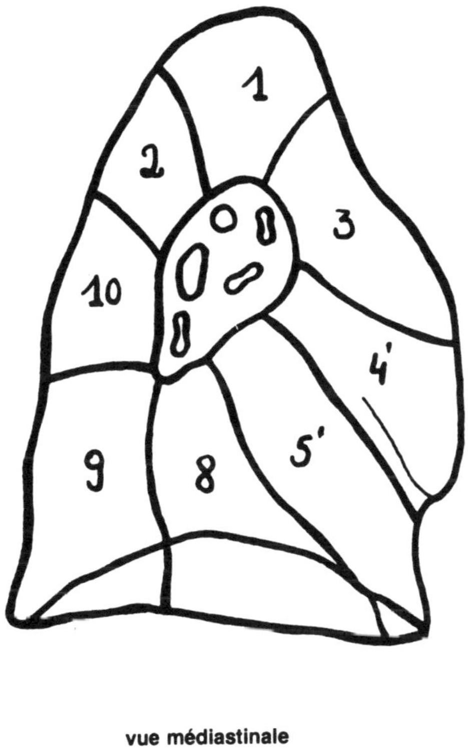


vue médiastinale

# Appareil circulatoire pulmonaire

Caractérisé par 2 systèmes différents

*L'un nourricier:* formé par les artères bronchiques collatérales de l'aorte thoracique descendante et les veines bronchiques tributaires du système veineux azygos.

*L'autre fonctionnel:* assurant l'hématose, constitué par *l'artère pulmonaire* et ses branches de division droite et gauche et les veines pulmonaires.

Les branches collatérales artérielles sont pratiquement satellites du système bronchique; par contre les *éléments veineux* ont un trajet différent des éléments bronchiques et artériels; d'une façon générale, ils sont périalvéolaires, péribronchioliques, périlobulaires, intersegmentaires.

Tout ce système se collecte au niveau du hile formant les veines pulmonaires supérieures et inférieures droites et gauches ramenant le sang oxygéné (sang rouge) à l'oreillette gauche.

*Les lymphatiques* des poumons sont, d'après Rouvière, répartis *à droite* en trois territoires tributaires des ganglions intertrachéo-bronchiques et latéro-trachéaux droits.
*A gauche*, en trois territoires tributaires des ganglions de la bifurcation trachéale, de la chaîne latéro-trachéale gauche, et médiastinaux antérieurs.

# Artère pulmonaire droite

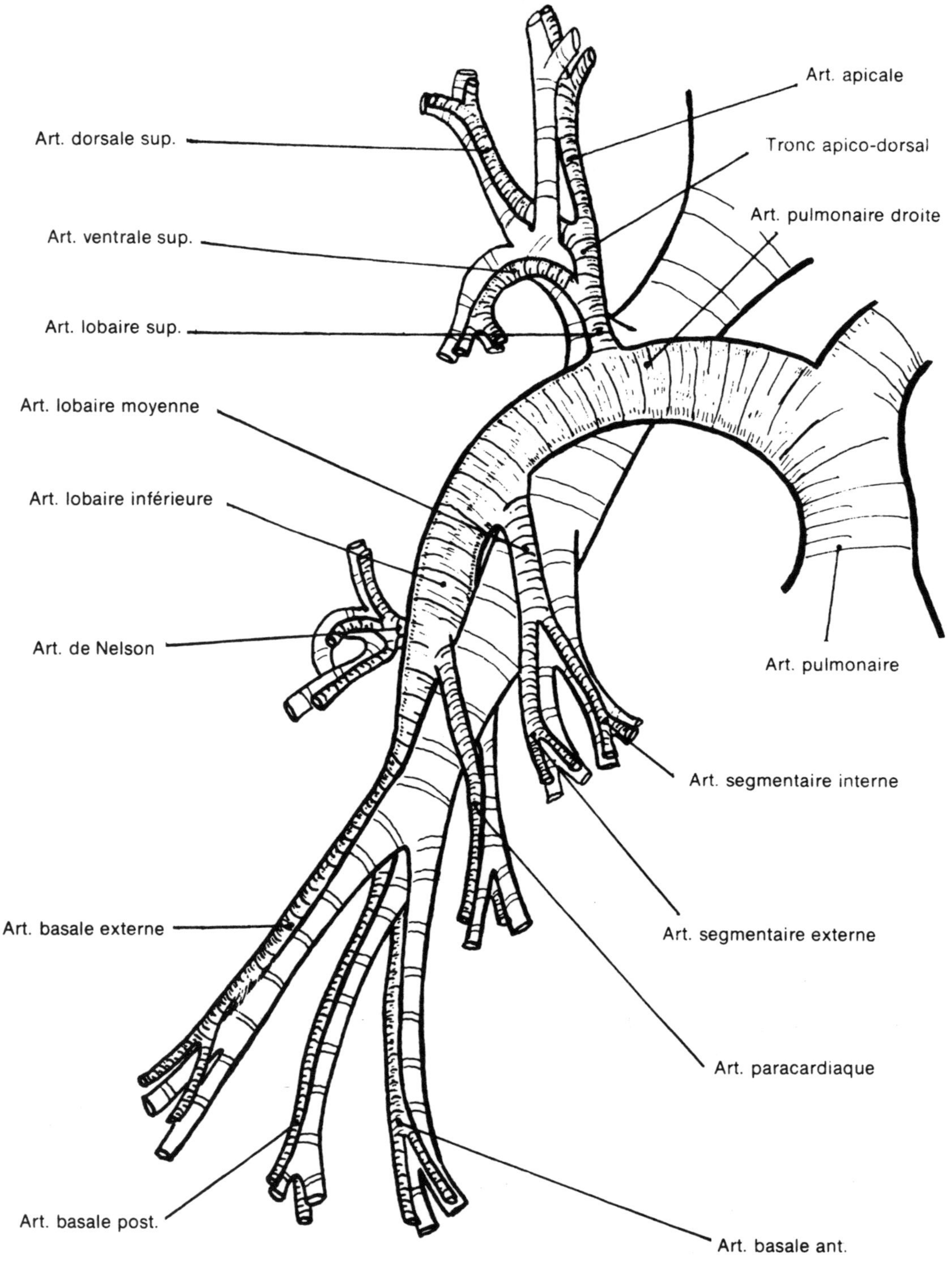


**ARTERE PULMONAIRE DROITE**
**(vue antérieure)**

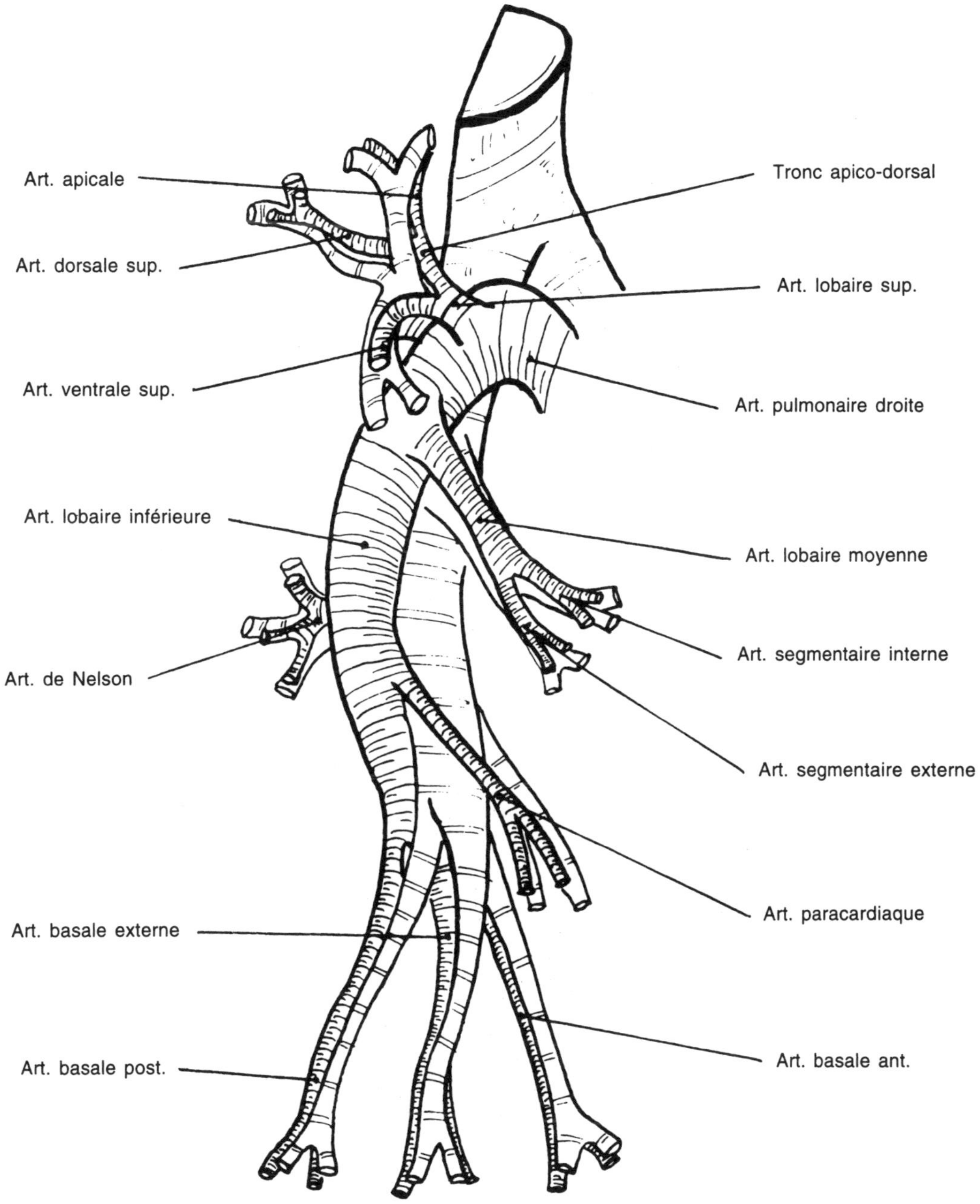


**ARTERE PULMONAIRE DROITE**
**(vue latérale externe)**

# Artère pulmonaire gauche

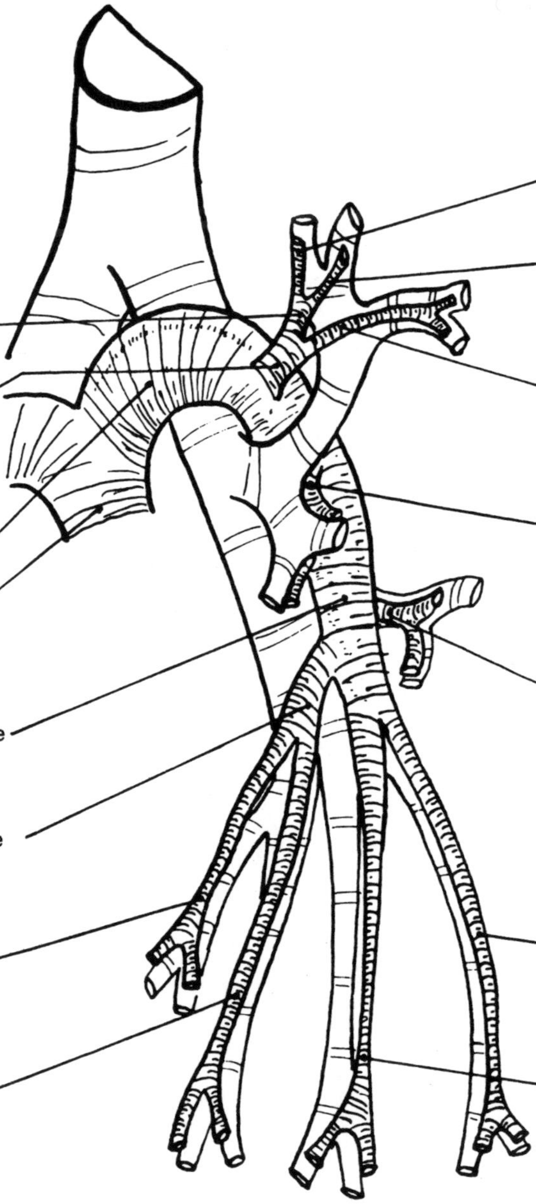


**ARTERE PULMONAIRE GAUCHE**
**(vue latérale externe)**

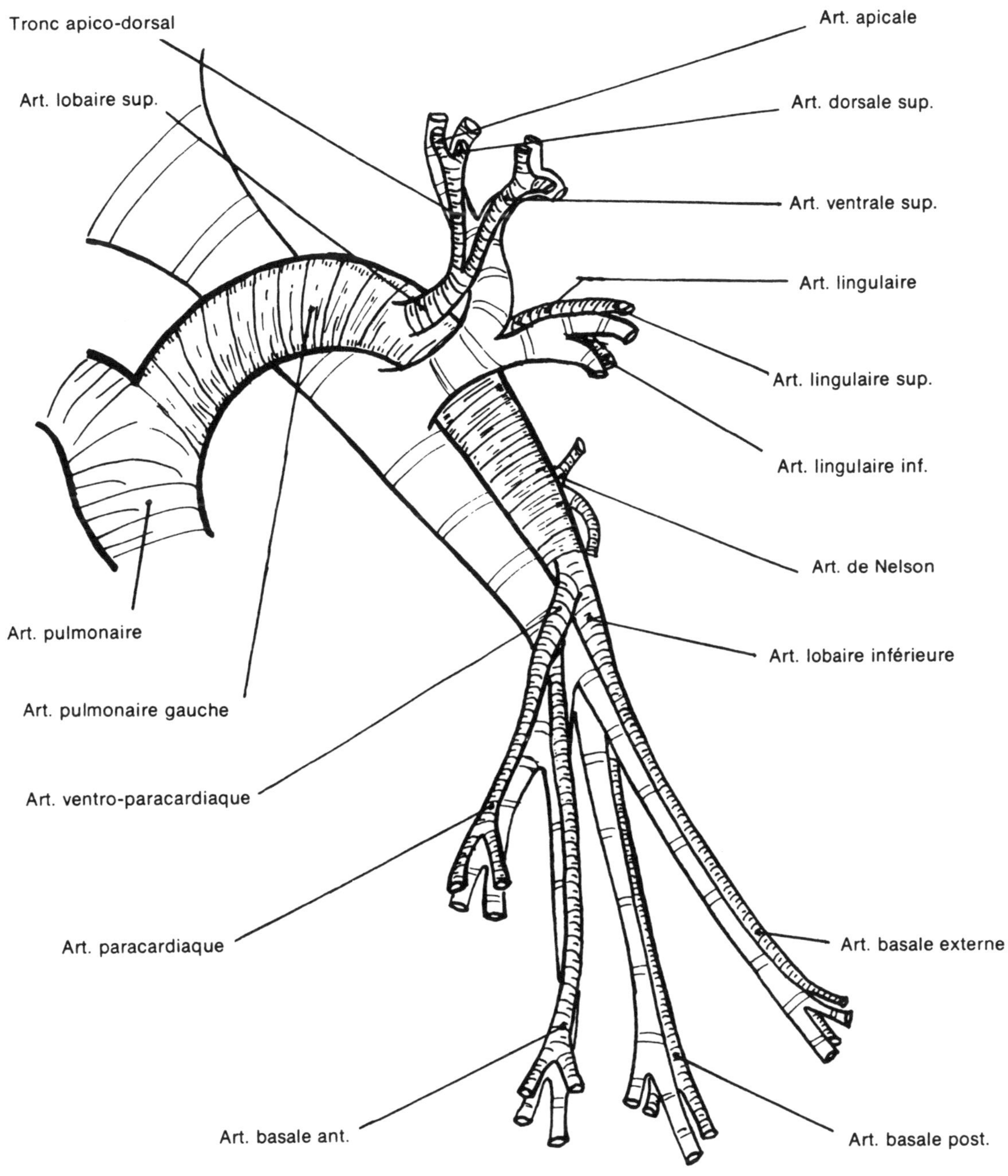


**ARTERE PULMONAIRE GAUCHE**
**(vue antérieure)**

## Veines pulmonaires

Les éléments veineux suivent un trajet différent des formations bronchiques et artérielles.

D'une façon générale, les veines pulmonaires sont d'abord des veines périlobulaires puis péribronchioliques, intersegmentaires, périsegmentaires sous-pleurales, et segmentaires.

Cet ensemble veineux se collecte au niveau du hile pulmonaire en veines pulmonaires supérieures et inférieures droites et gauches ramenant le sang oxygéné à l'oreillette gauche.

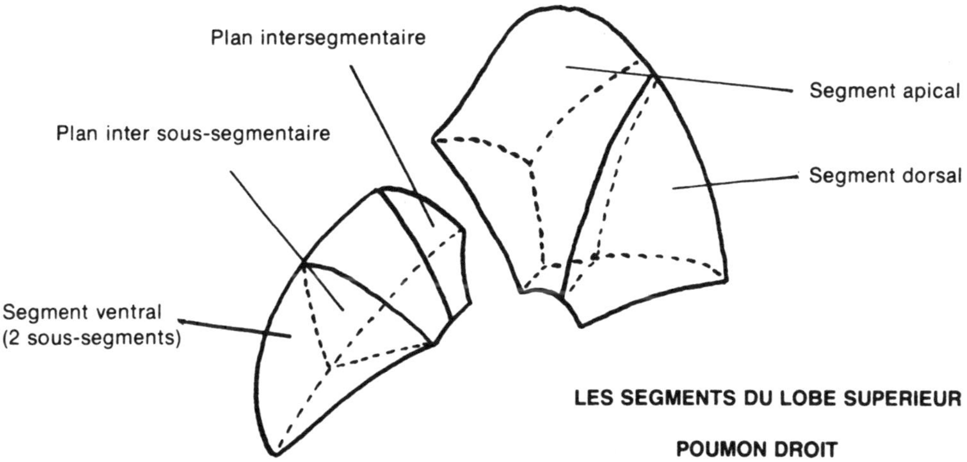


**LES SEGMENTS DU LOBE SUPERIEUR**

**POUMON DROIT**

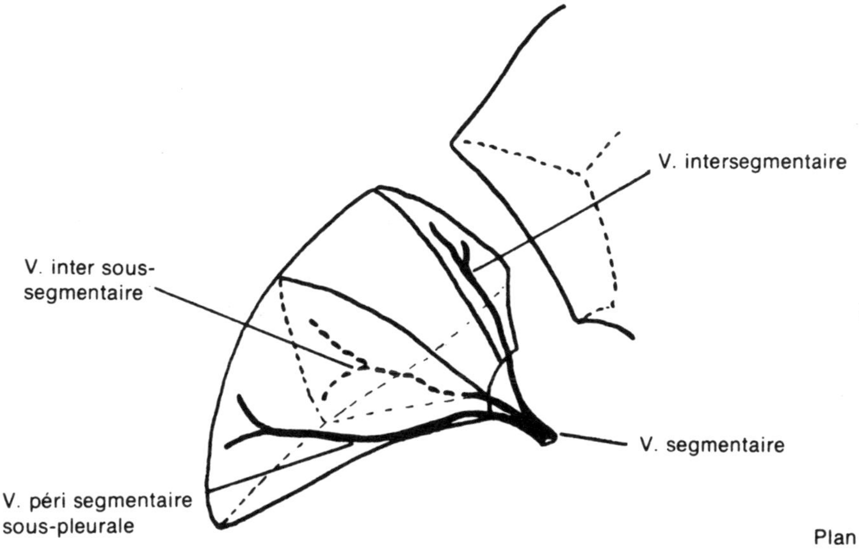


**DISPOSITION VEINEUSE SEGMENTAIRE**

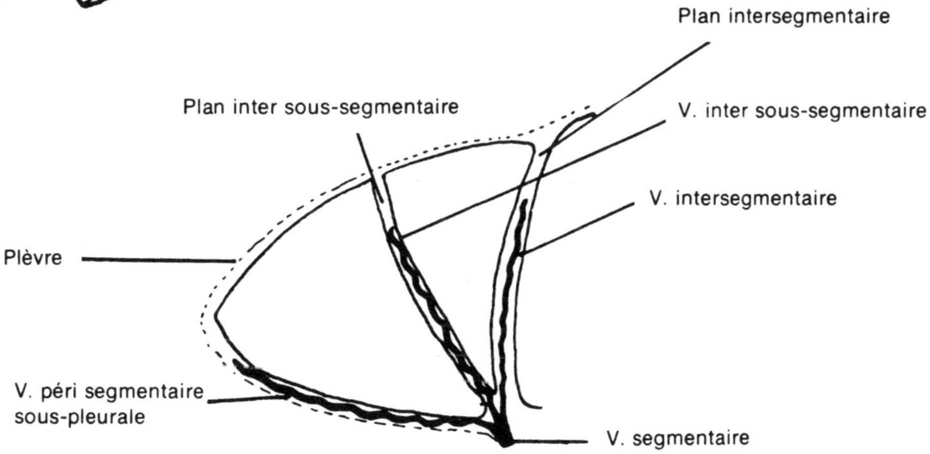


**COUPE SCHEMATIQUE D'UN SEGMENT PULMONAIRE**

## Veines pulmonaires droites

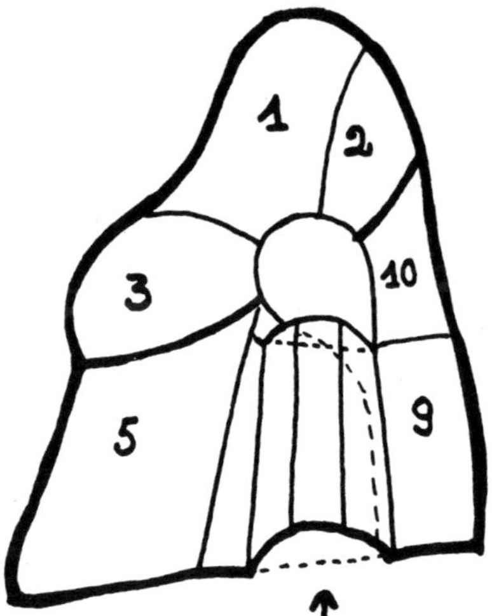


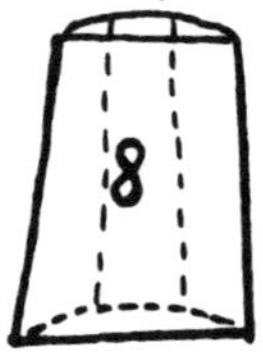


Segment
basal interne

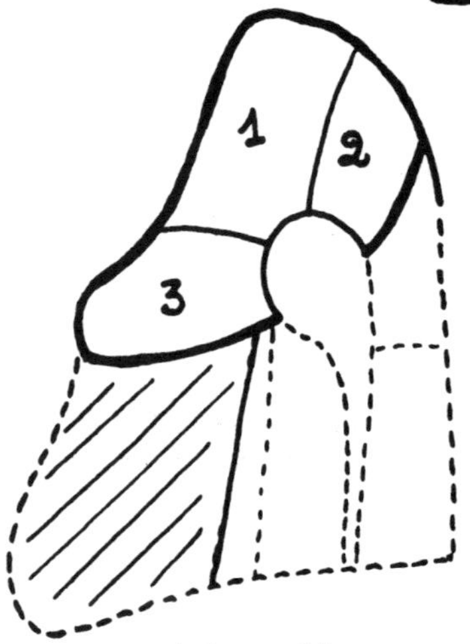


Lobe supérieur
du poumon D.

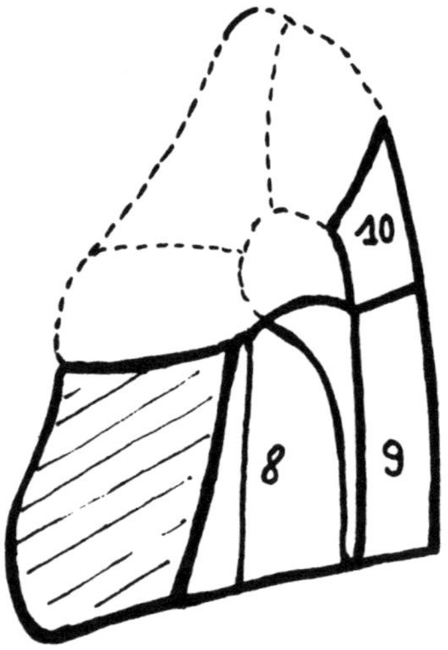


Lobe moyen
et inf. du poumon D.

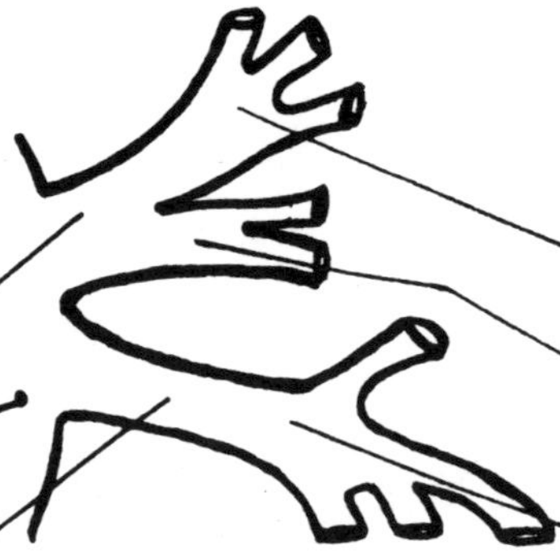


**PEDICULES VEINEUX DU POUMON DROIT**
**vue postérieure**

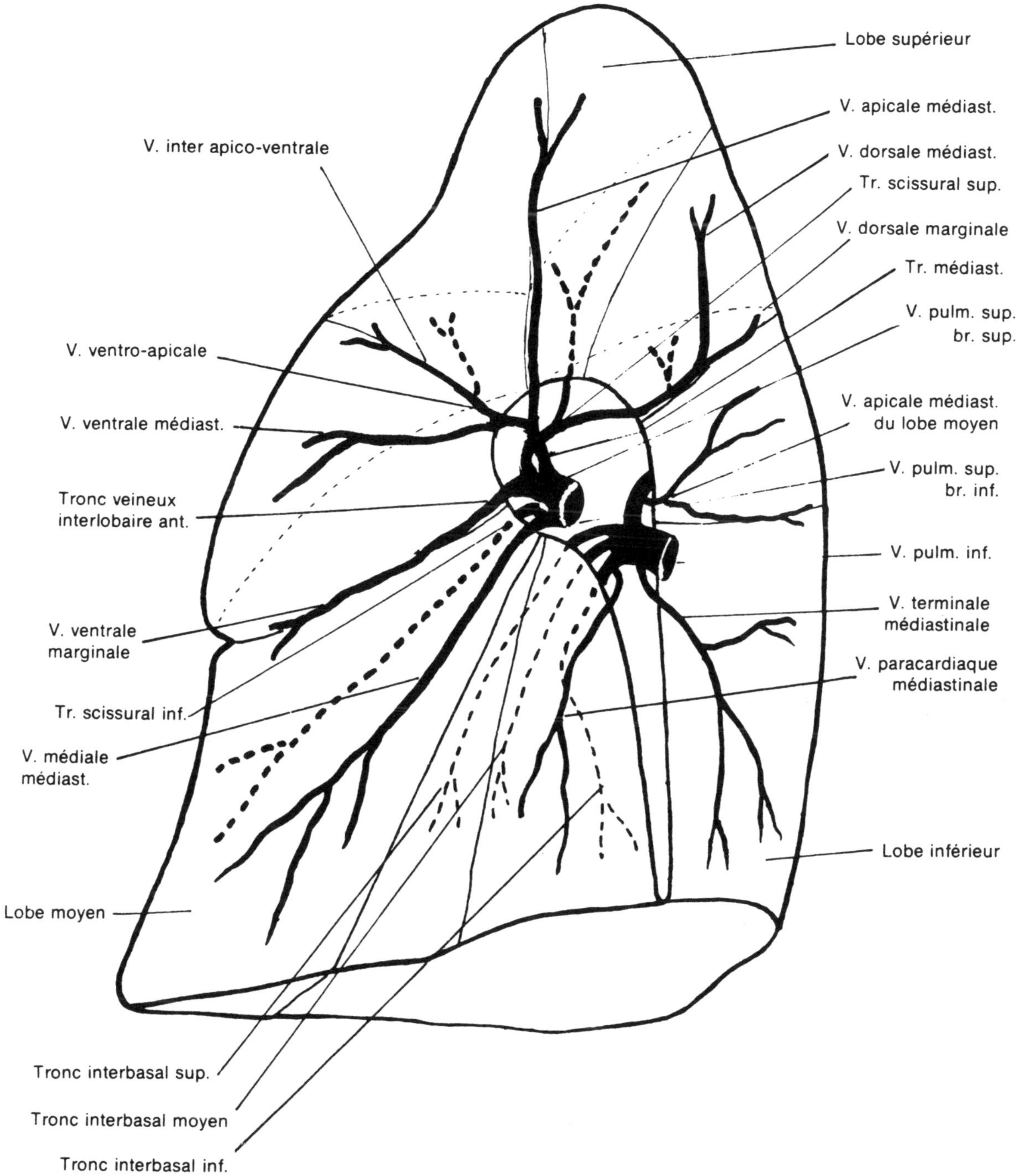


**VUE MEDIASTINALE DU POUMON DROIT**
**Disposition veineuse générale**

# Veines pulmonaires gauches

SEGMENTATION PULMONAIRE

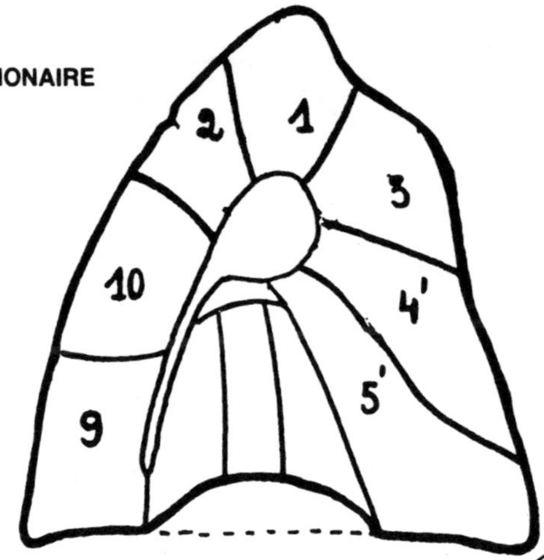


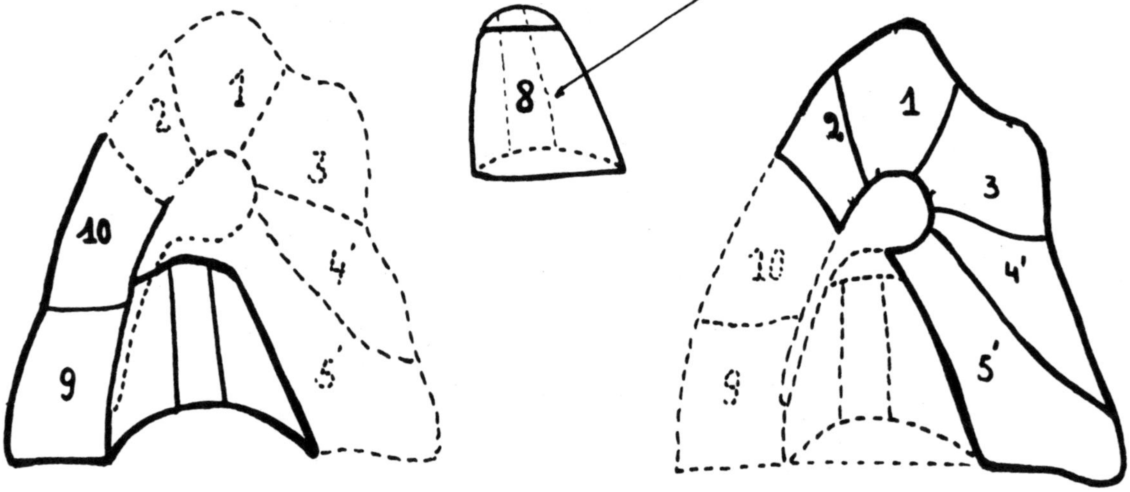


LOBE INFERIEUR DU
POUMON GAUCHE

LOBE SUPERIEUR
DU POUMON GAUCHE

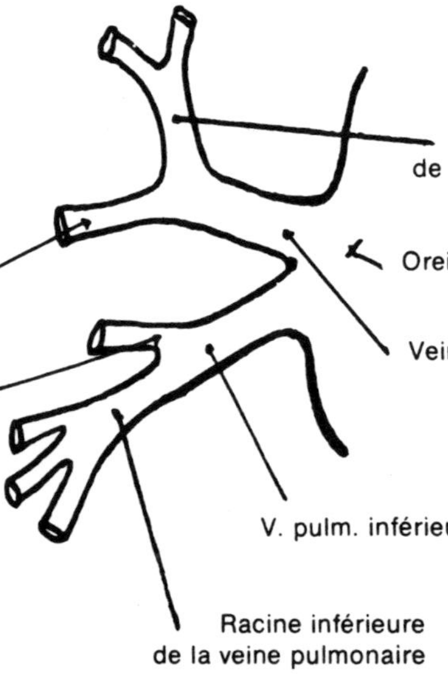

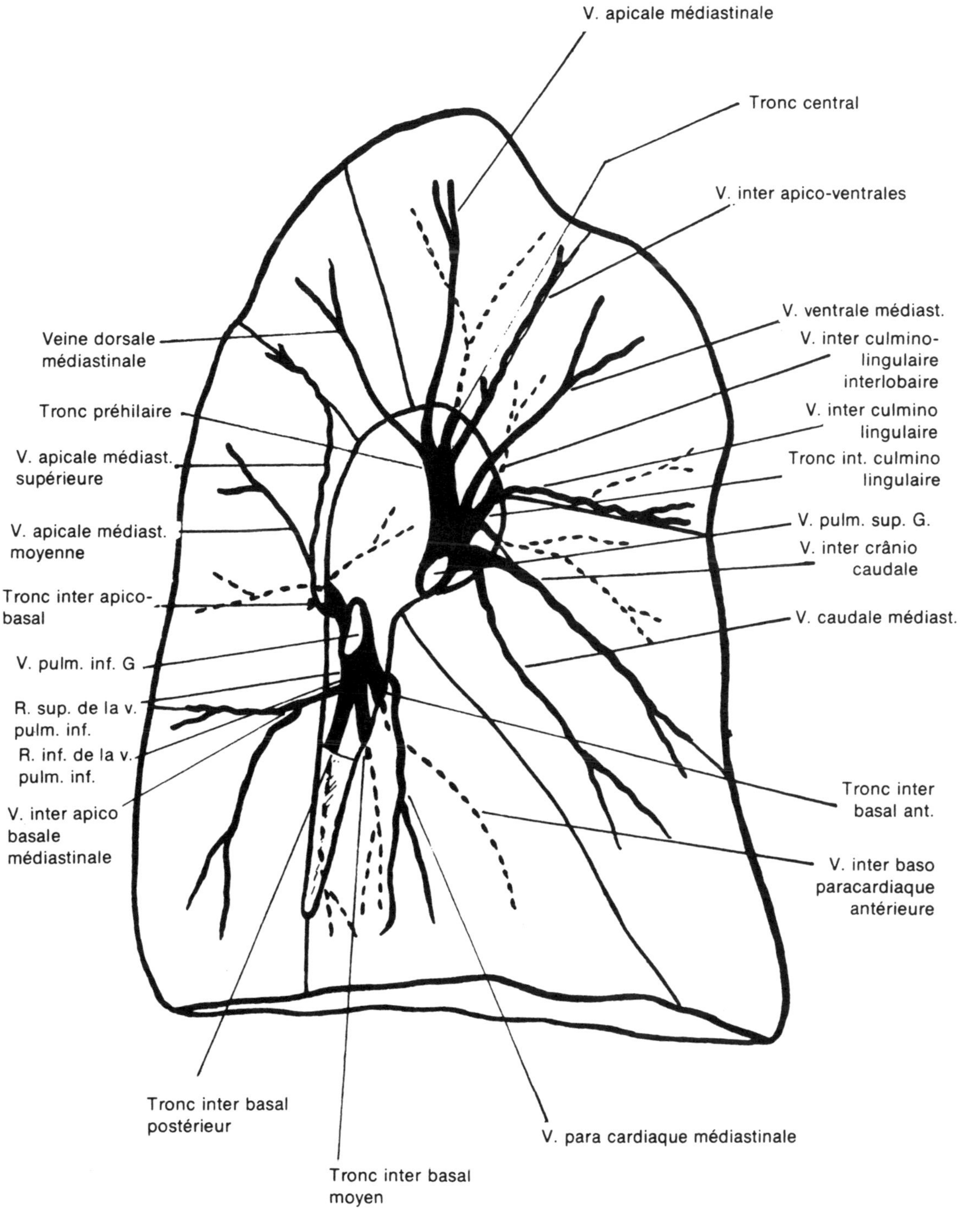


**DISPOSITION VEINEUSE DU POUMON GAUCHE**
**Vue médiastinale**

# Lymphatiques du poumon

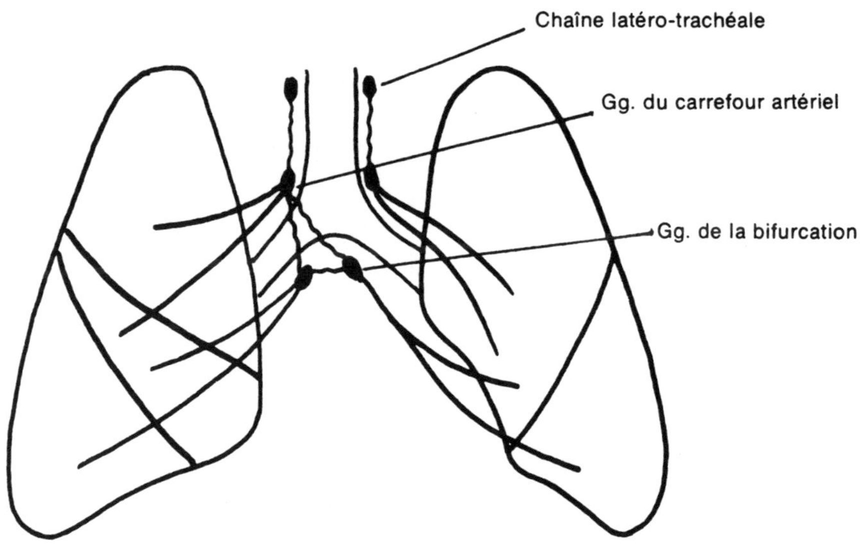


**vue antérieure**

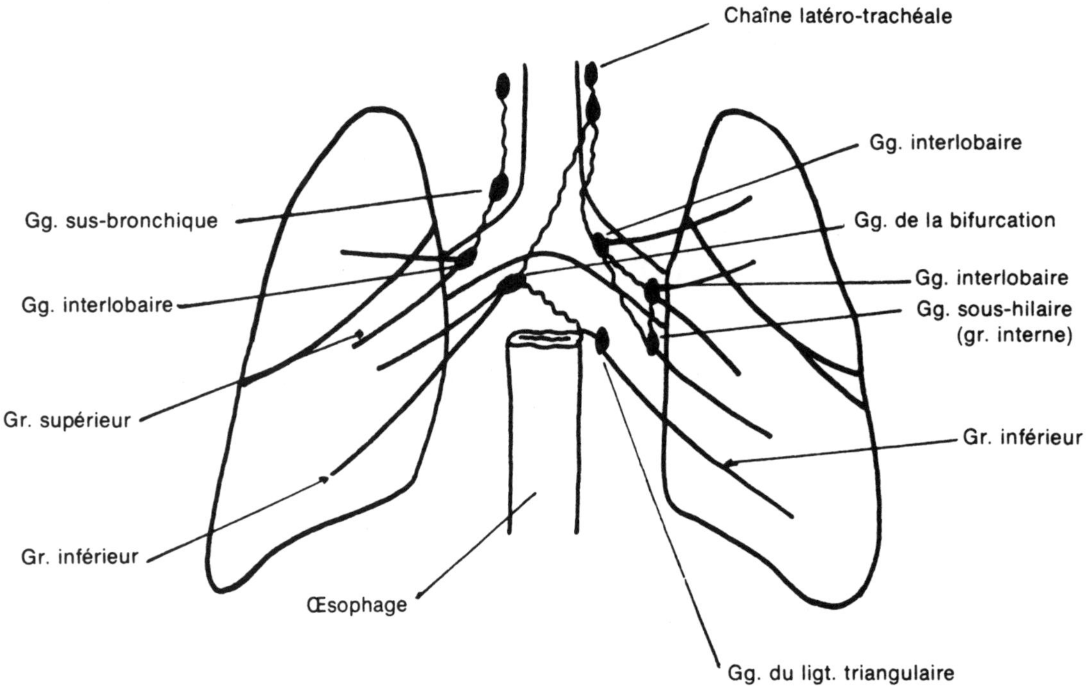


**vue postérieure**

**LES GANGLIONS LYMPHATIQUES DES POUMONS**

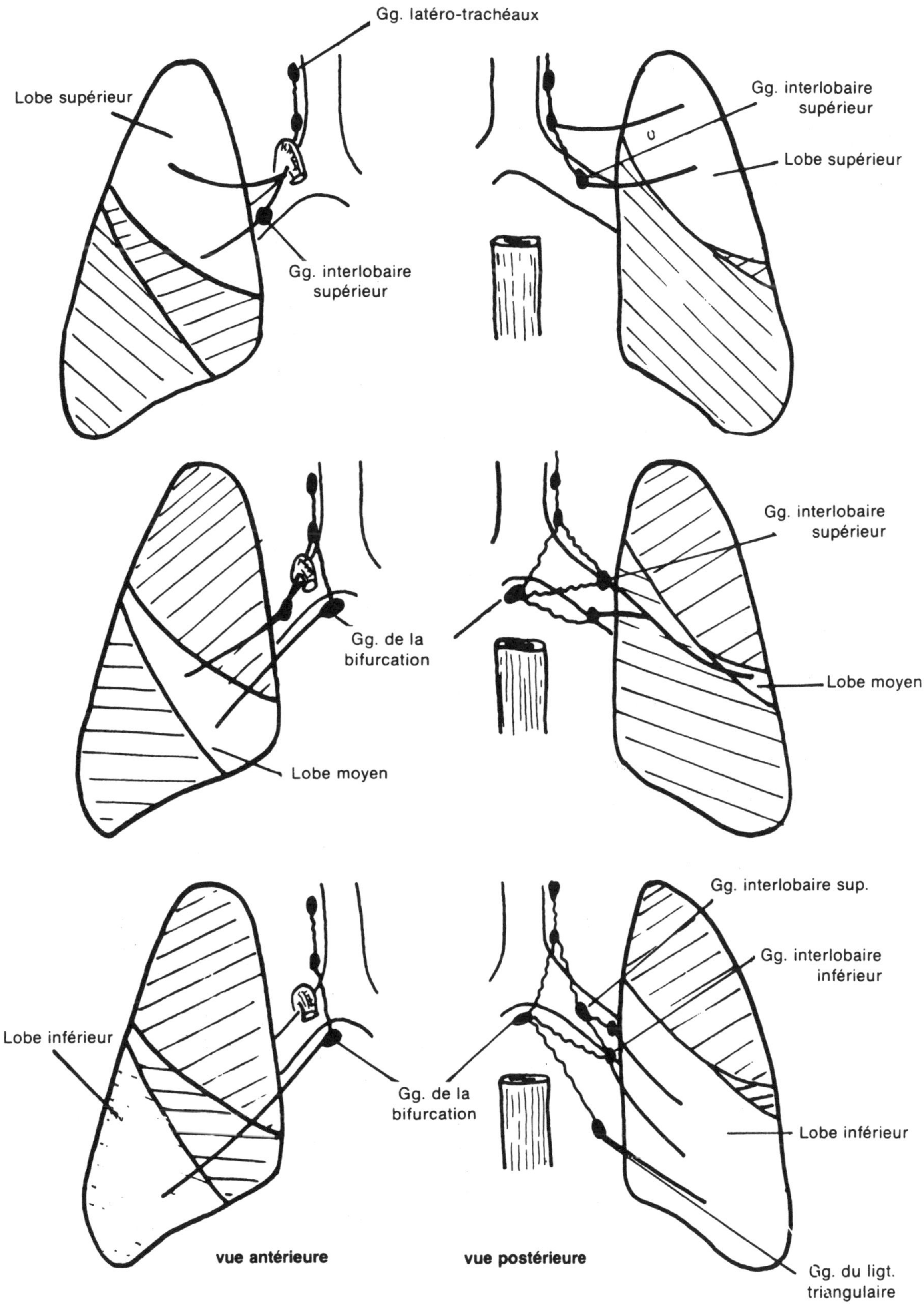


**LYMPHATIQUES DU POUMON DROIT**

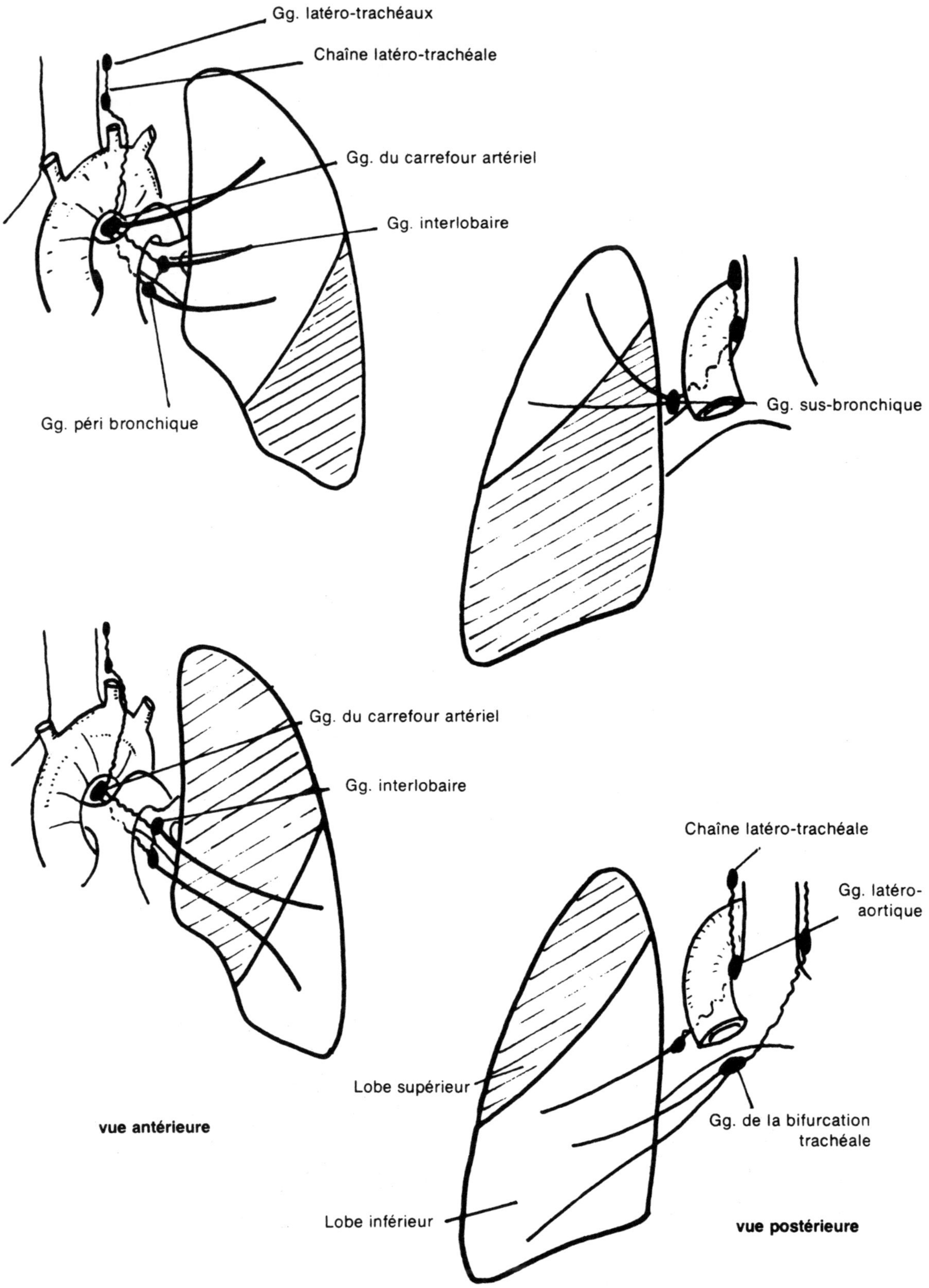


**LYMPHATIQUES DU POUMON GAUCHE**

# LA PLEVRE

# Les plèvres

Les plèvres représentent l'enveloppe séreuse des poumons. Elles sont composées de deux feuillets : *viscéral* adhérant à la surface externe du poumon, s'insinuant dans les scissures interlobaires, pariétal tapissant les parois du thorax.

Le feuillet *pariétal* est séparé de la paroi thoracique par une lame celluleuse « le fascia endothoracique de Luschka » qui en certains endroits (sternum, segment costal postérieur, diaphragme) est adhérent à la fois à la paroi et au feuillet viscéral.

Entre les deux feuillets pleuraux se trouve la *cavité pleurale*, virtuelle, close sur toute son étendue.

Les angles de réunion des diverses portions de la plèvre pariétale forment les *culs-de-sac pleuraux* au nombre de cinq par hémithorax : cul-de-sac costo-médiastinal antérieur, cul-de-sac costo-médiastinal postérieur, cul-de-sac costo-diaphragmatique, cul-de-sac médiastino-diaphragmatique, cul-de-sac costo-médiastinal supérieur ou dôme pleural.

Sur la face médiastinale du poumon autour du hile, les deux feuillets se continuent l'une avec l'autre constituant la ligne de réflexion de la plèvre.

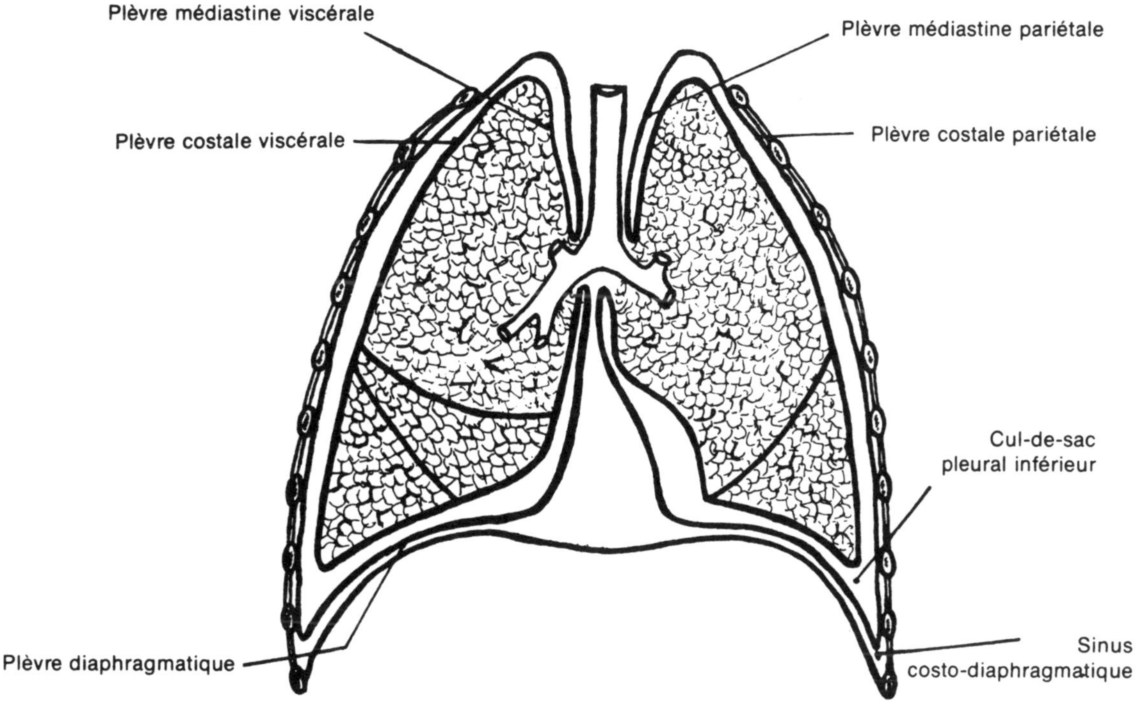


**LIGNES DE REFLEXION DE LA PLEVRE MEDIASTINE AU-DESSUS ET EN DESSOUS DU HILE PULMONAIRE**

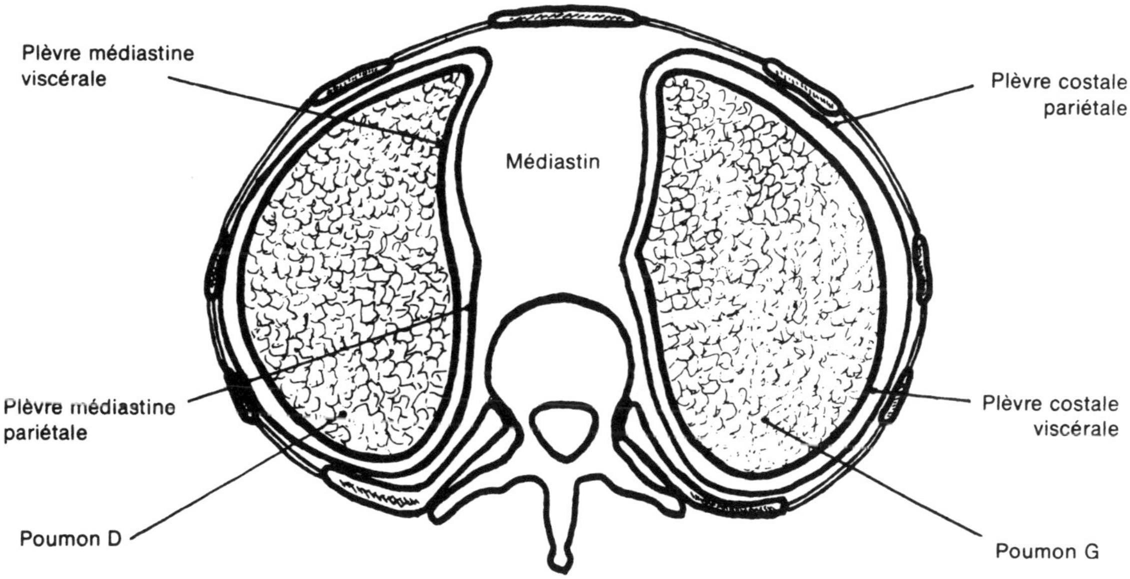


**ENVELOPPE PLEURALE COUPE HORIZONTALE DES POUMONS AU-DESSUS DU HILE**

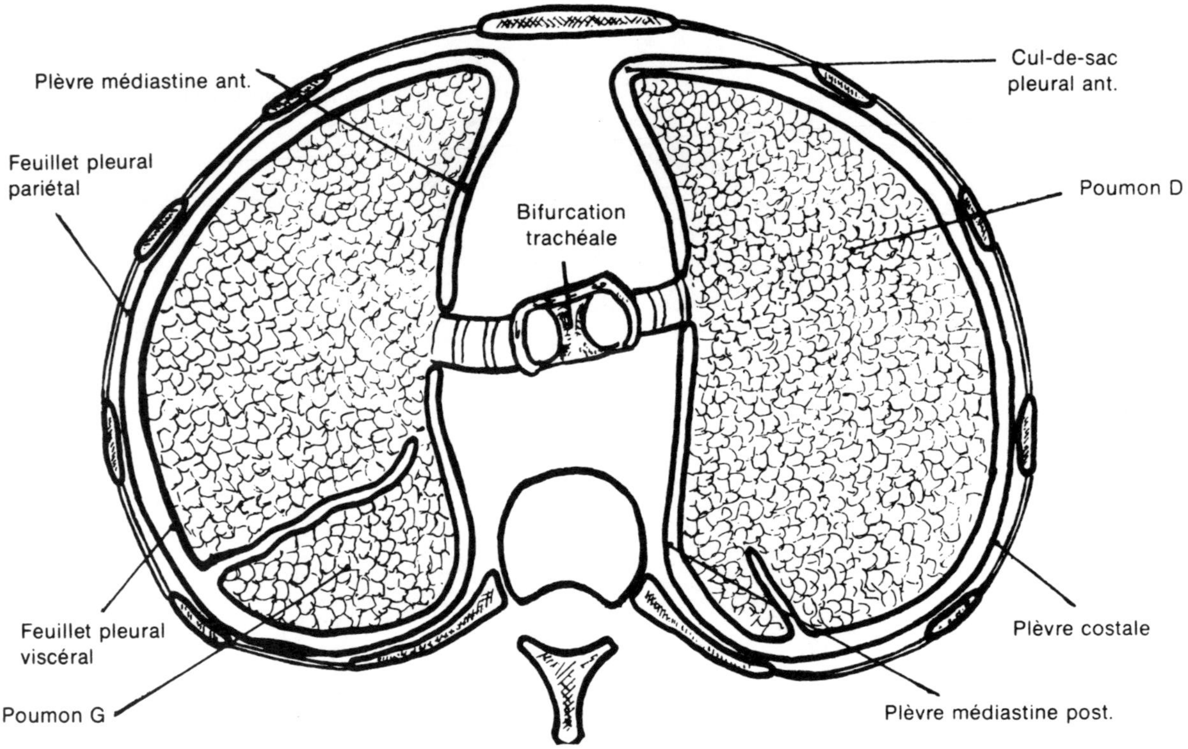


**LIGNES DE REFLEXION DE LA PLEVRE MEDIASTINE EN AVANT ET EN ARRIERE DU HILE PULMONAIRE**

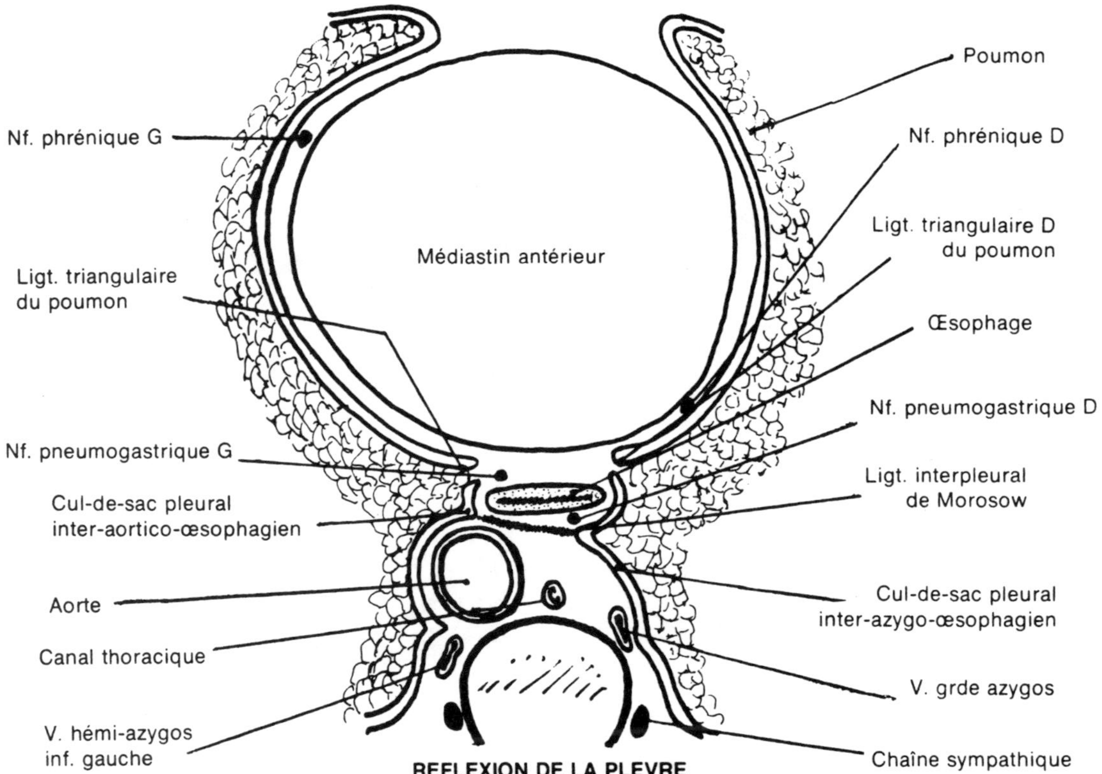


**REFLEXION DE LA PLEVRE MEDIASTINE EN DESSOUS DU HILE PULMONAIRE**

# Hile pulmonaire

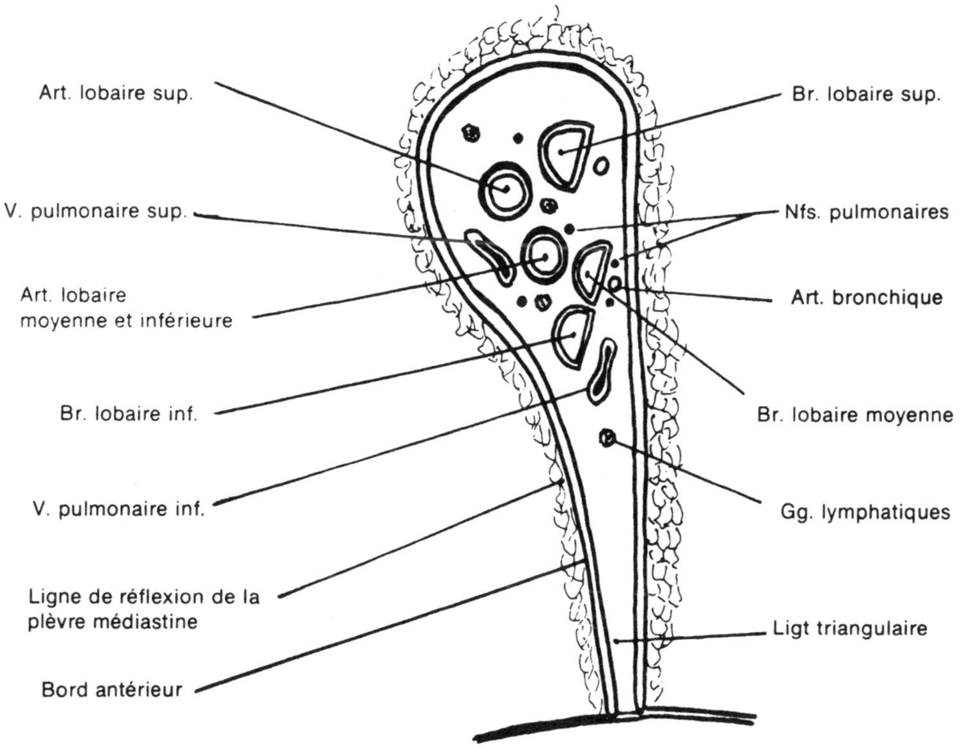


**HILE PULMONAIRE DROIT**

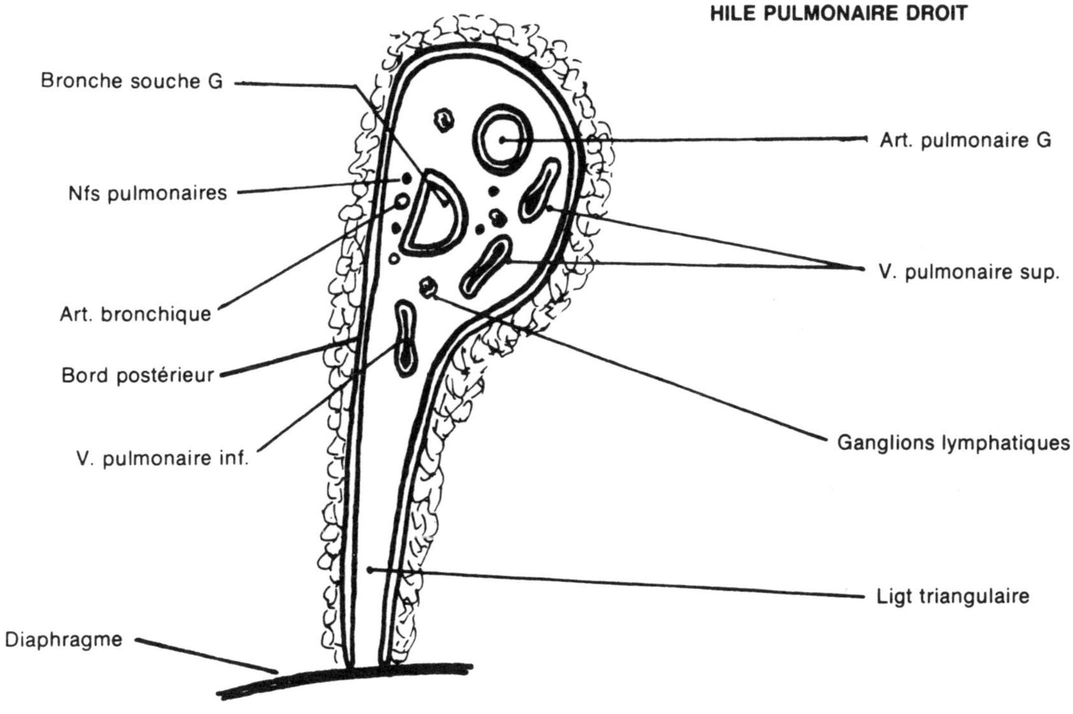


**HILE PULMONAIRE GAUCHE**

# Dôme pleural

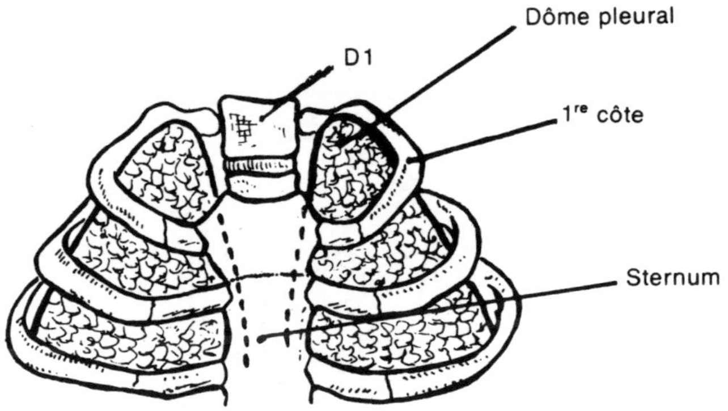


**DOME PLEURAL**
**(vue antérieure)**

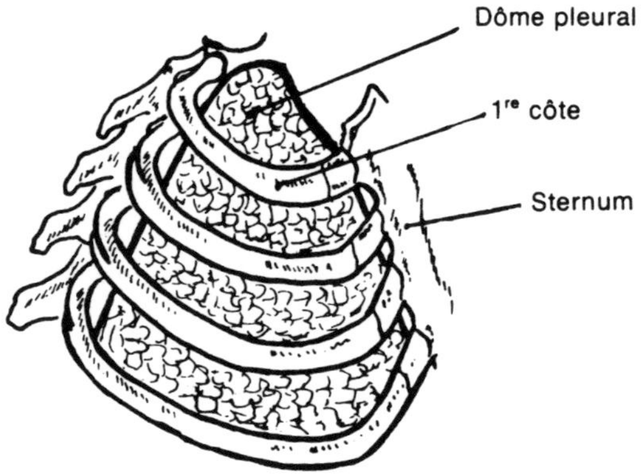


**DOME PLEURAL**
**(vue latérale droite)**

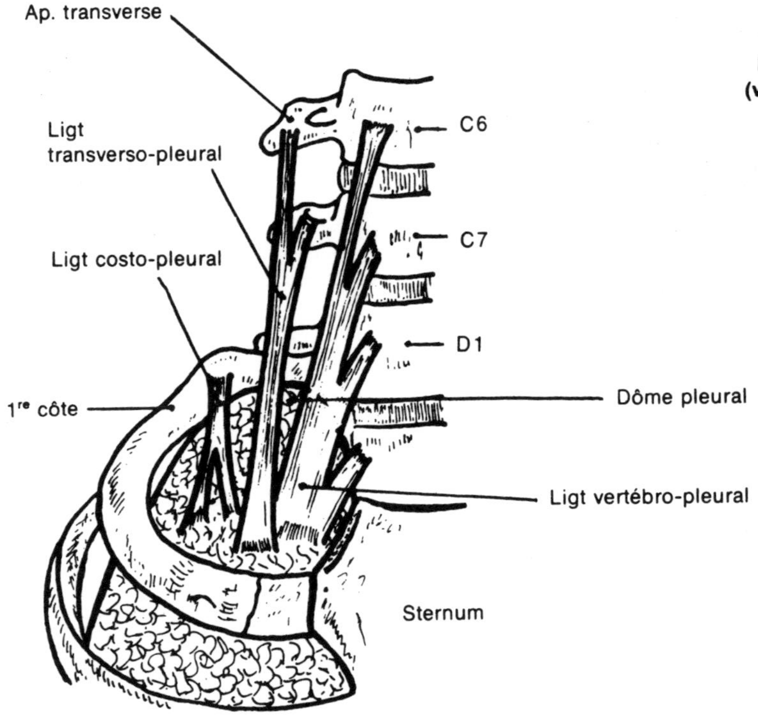


**APPAREIL SUSPENSEUR**
**DE LA PLEVRE**

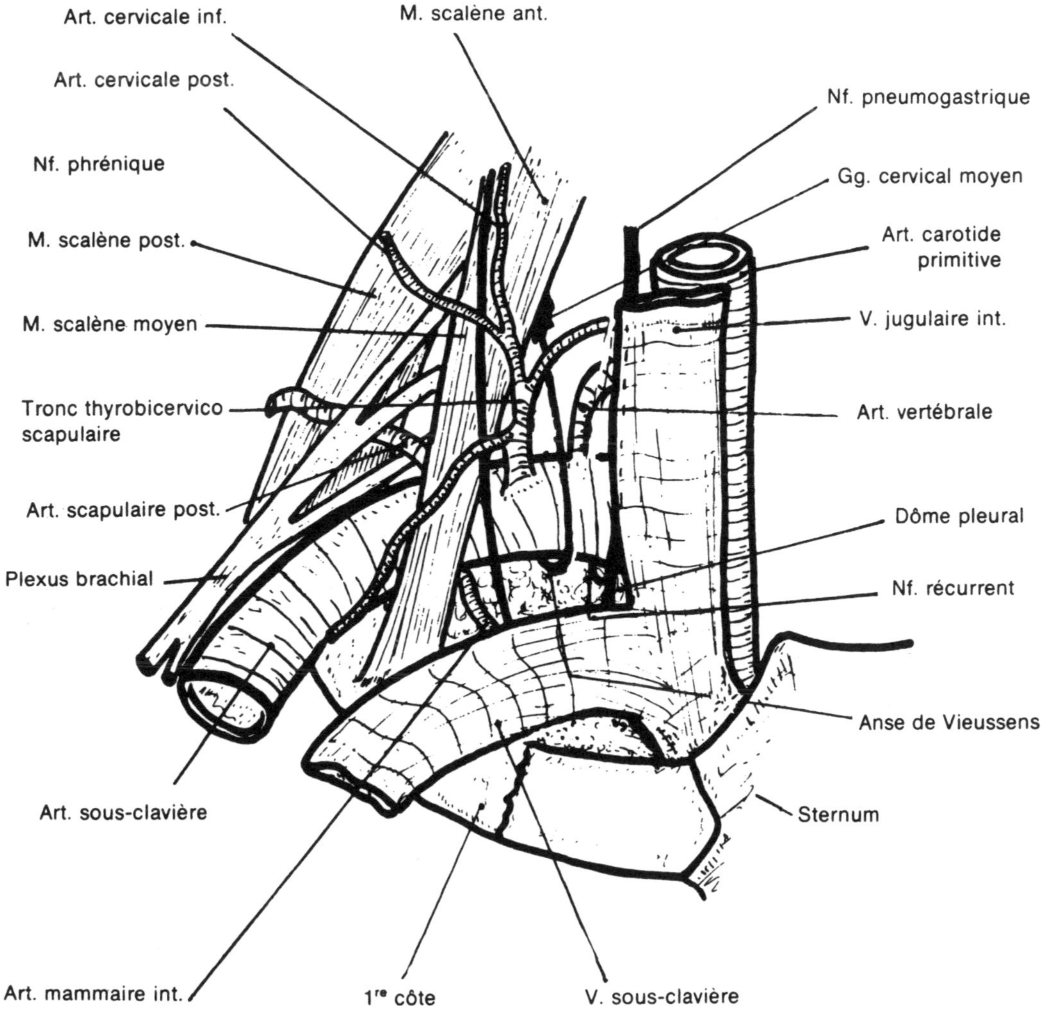


**RAPPORTS DU DOME PLEURAL DROIT**
**(vue antérieure)**

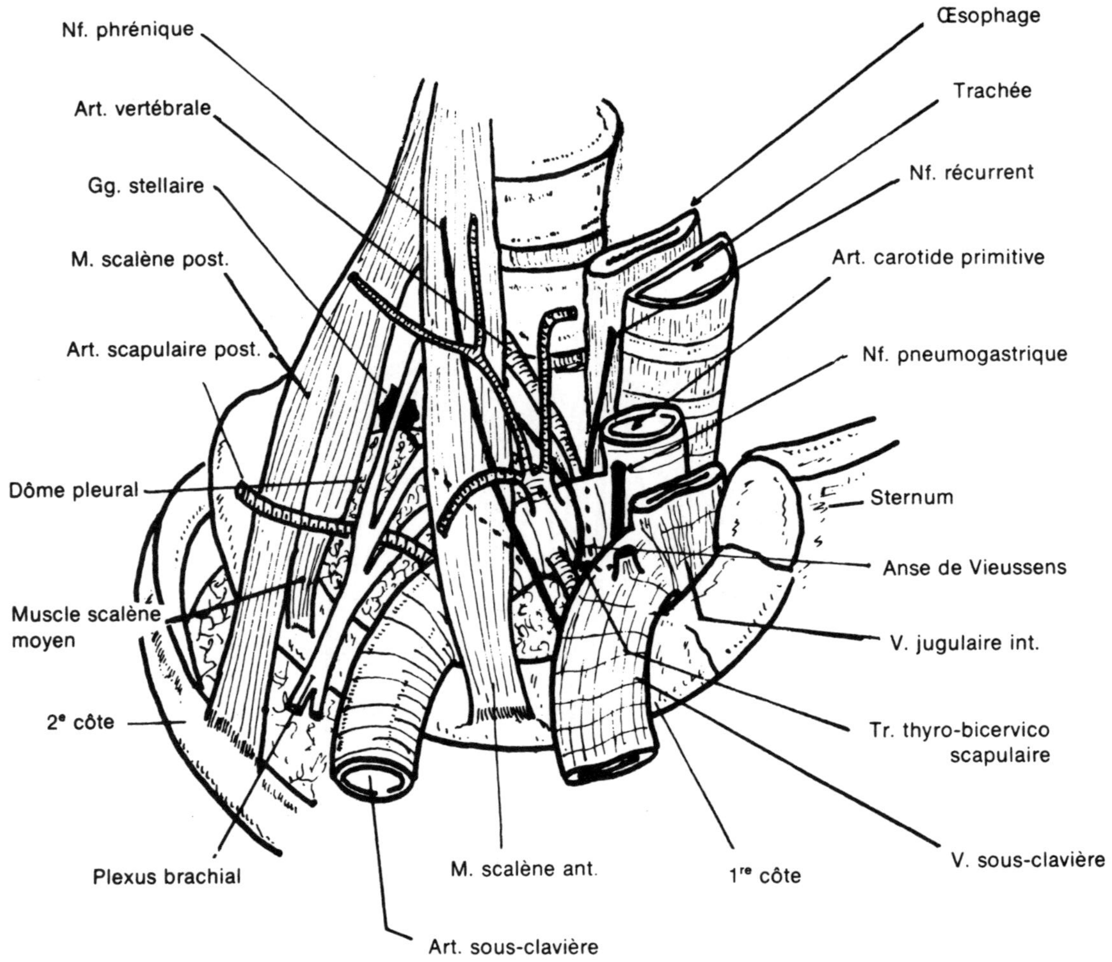


**RAPPORTS DU DOME PLEURAL DROIT**
**(vue latérale droite)**

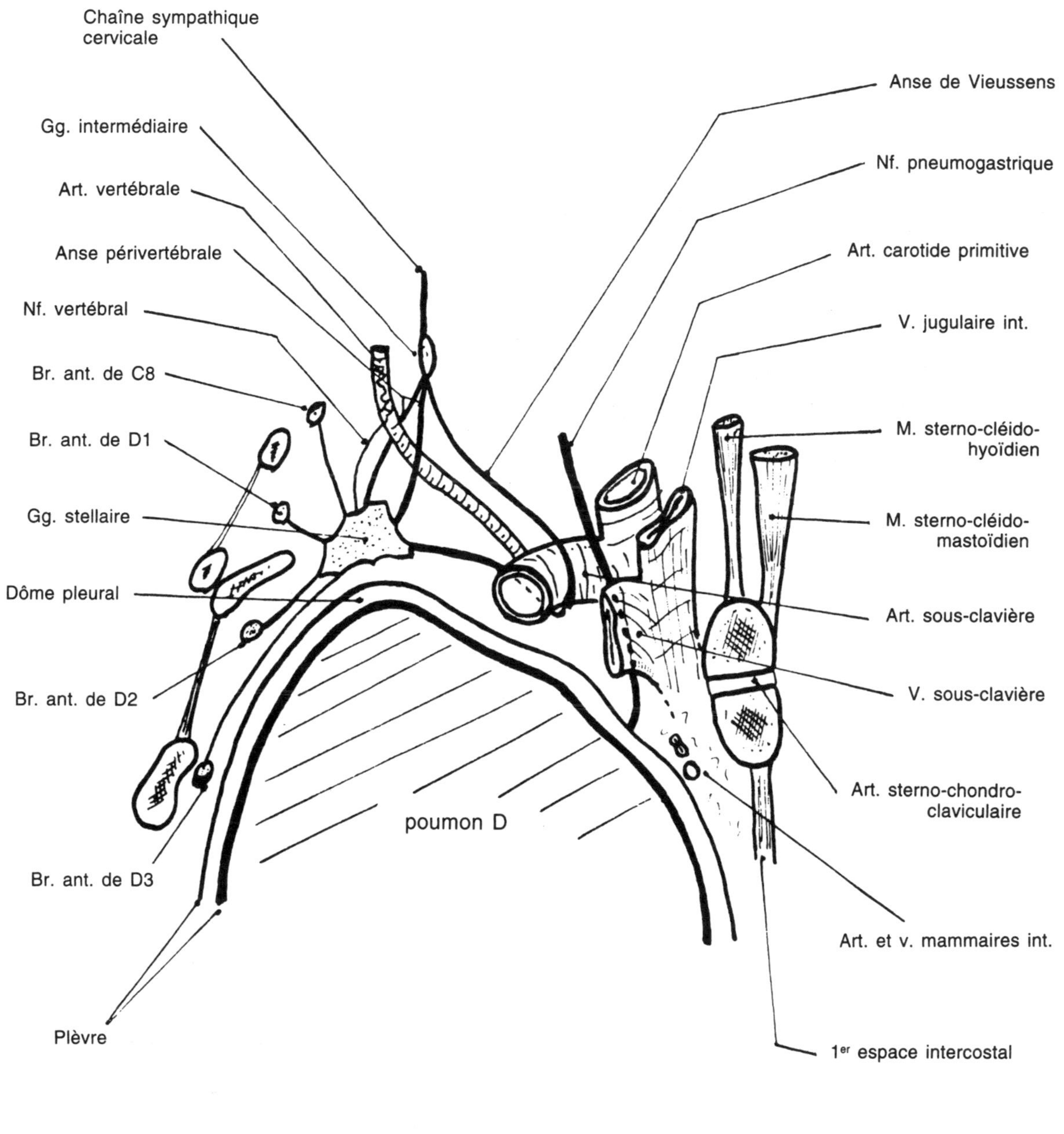


**LES RAPPORTS DU DOME PLEURAL**
**(coupe sagittale droite)**

# Topographie pleuro-pulmonaire

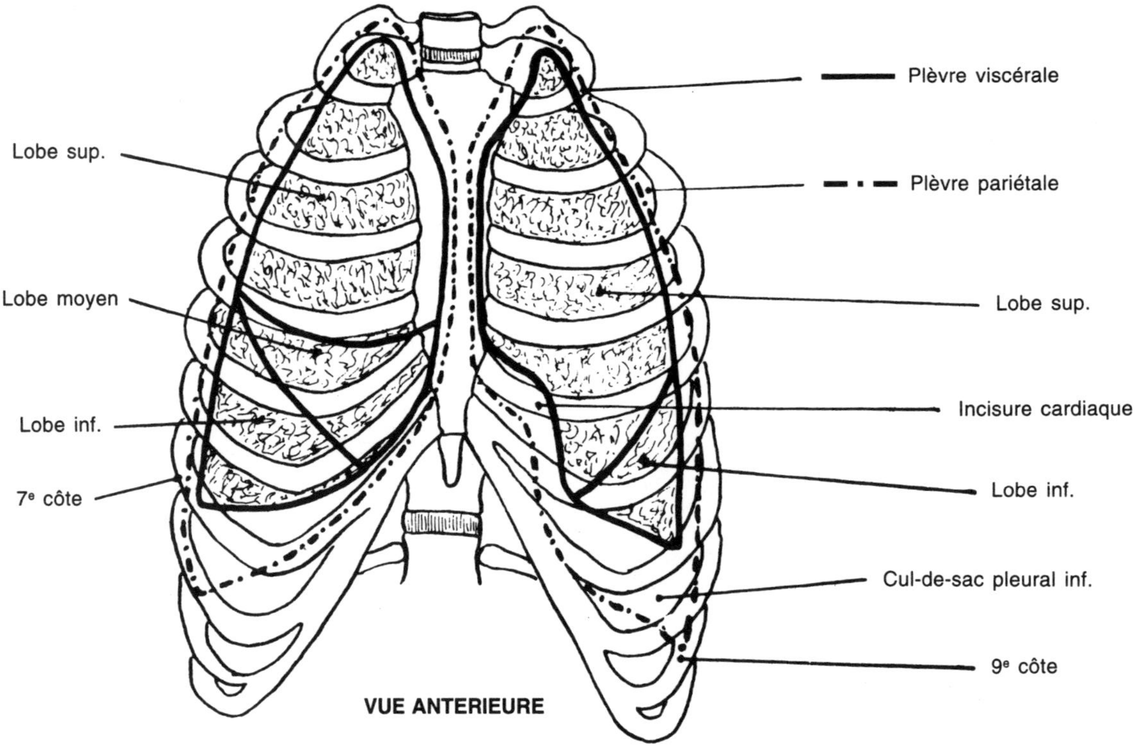


VUE ANTERIEURE

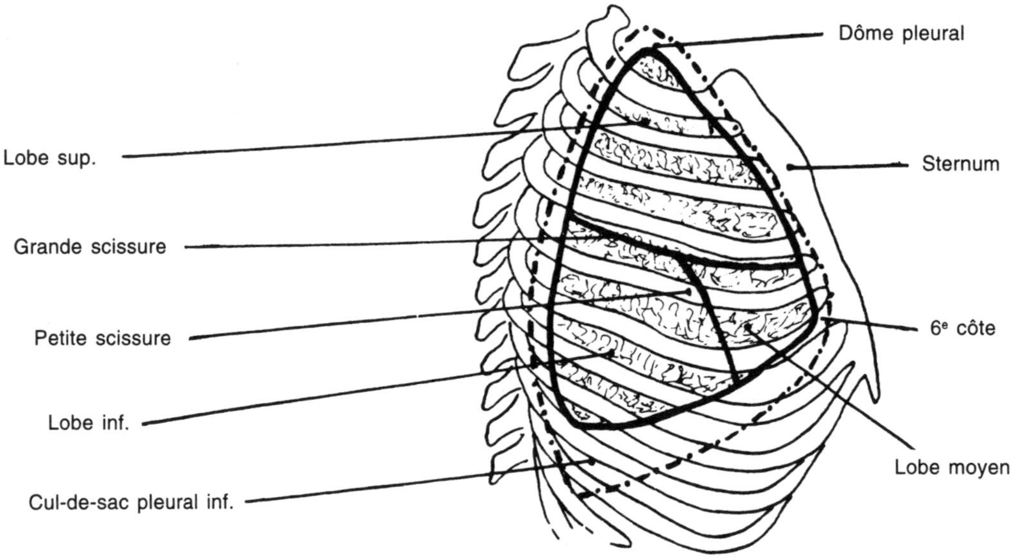


VUE LATERALE DROITE

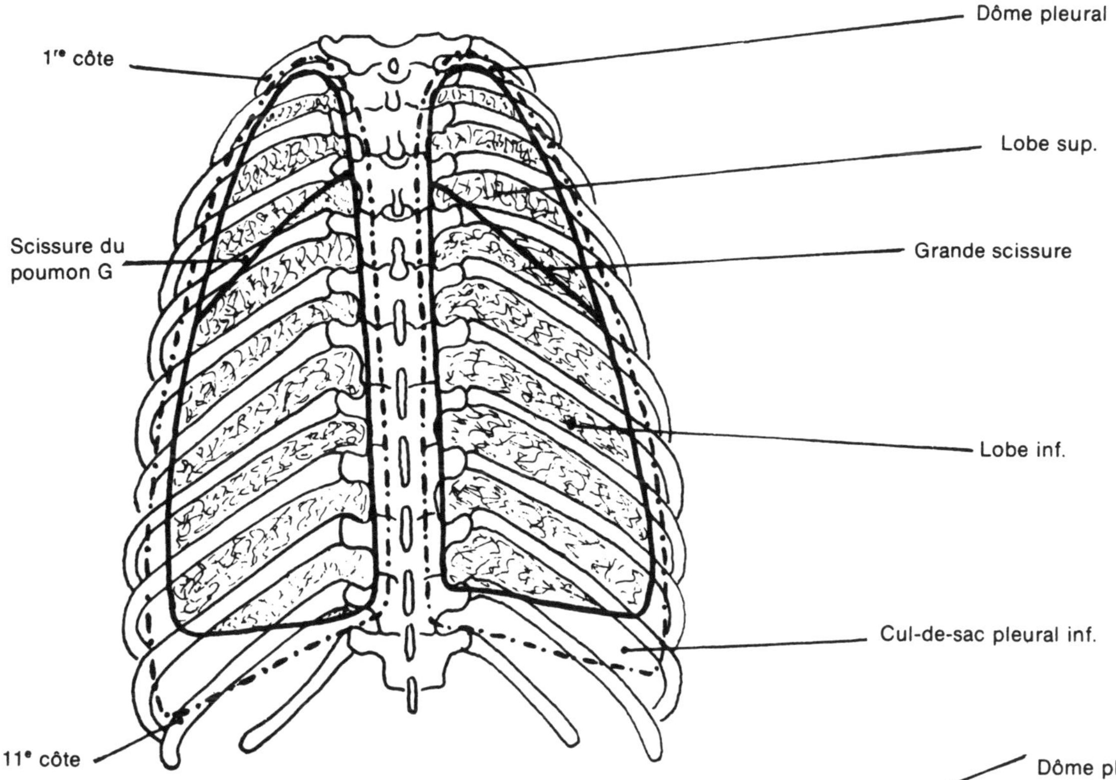


**VUE POSTERIEURE**

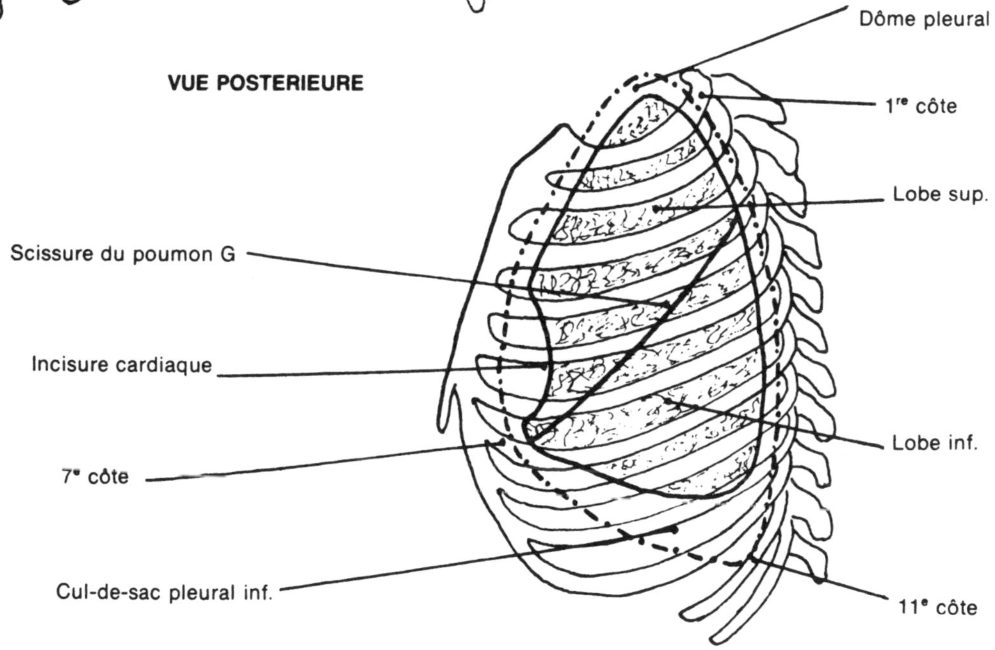


**VUE LATERALE GAUCHE**

# APPAREIL CIRCULATOIRE

## Le cœur

Le cœur, muscle strié creux, représente l'organe central de l'appareil circulatoire.

Situé à l'intérieur du sac péricardique, il occupe la majeure partie du médiastin antérieur débordant largement sur l'hémithorax gauche. De dimension, volume et poids variables selon le type morphologique, le cœur présente trois faces :

— *La face antérieure* ou sterno-costale convexe caractérisée par le sillon auriculo-ventriculaire, le sillon interventriculaire antérieur — l'oreillette droite se prolonge en avant par un diverticule l'auricule contournant en avant et à droite l'origine de l'aorte; de la base de la zone ventriculaire s'échappent les troncs d'origine de l'artère pulmonaire et de l'aorte.

— *La face inférieure*, en rapport avec le diaphragme présente la région ventriculaire divisée par le sillon interventriculaire postérieur en segment ventriculaire droit et segment ventriculaire gauche.

— *La face latérale gauche* constituée par la face latérale de l'oreillette et du ventricule gauche. Convexe, elle regarde en arrière et à gauche; elle est divisée en deux segments, ventriculaire et auriculaire par le sillon interauriculo-ventriculaire.

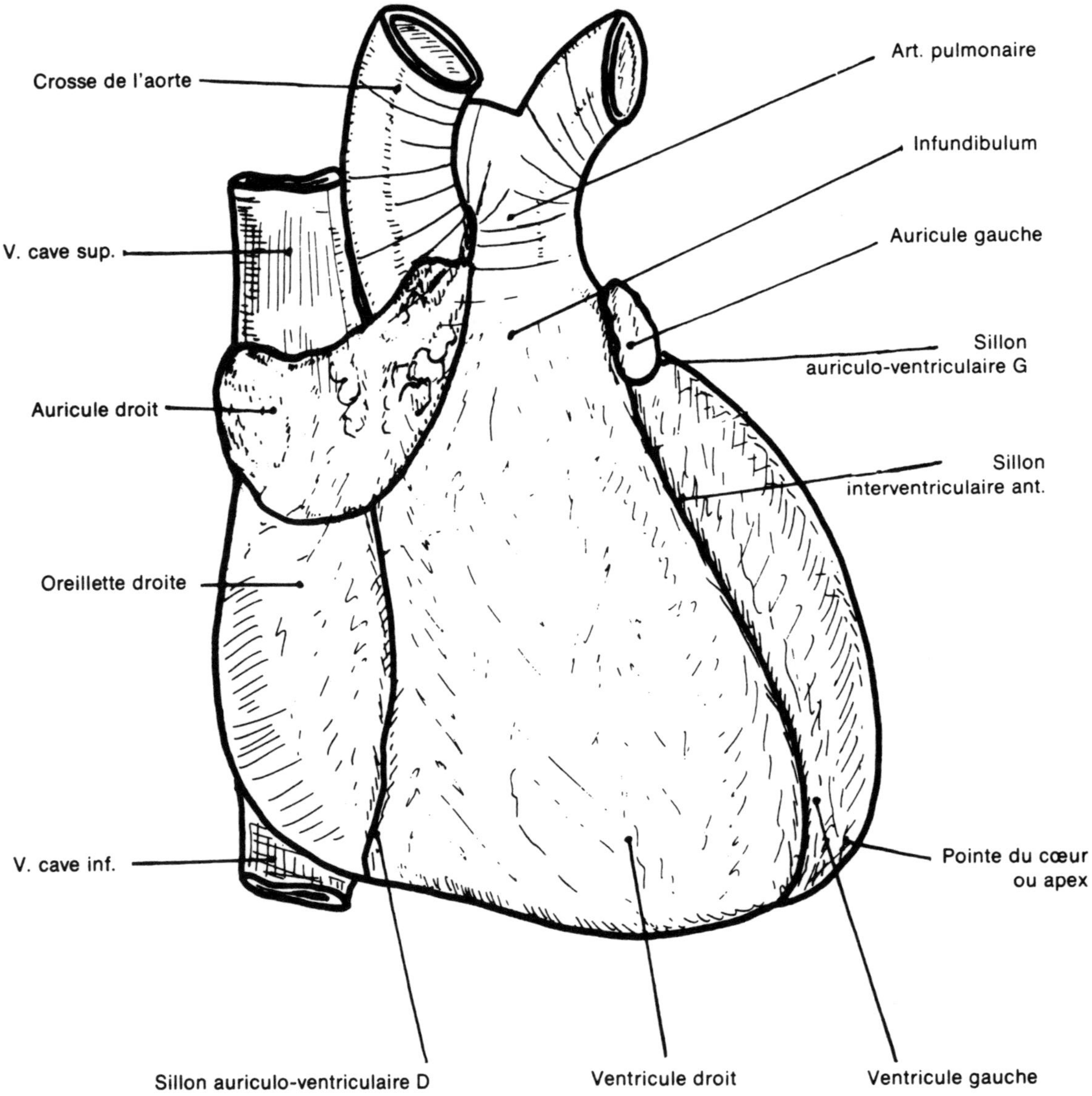


**CŒUR ET GROS VAISSEAUX DE LA BASE**
**VUE ANTERIEURE**

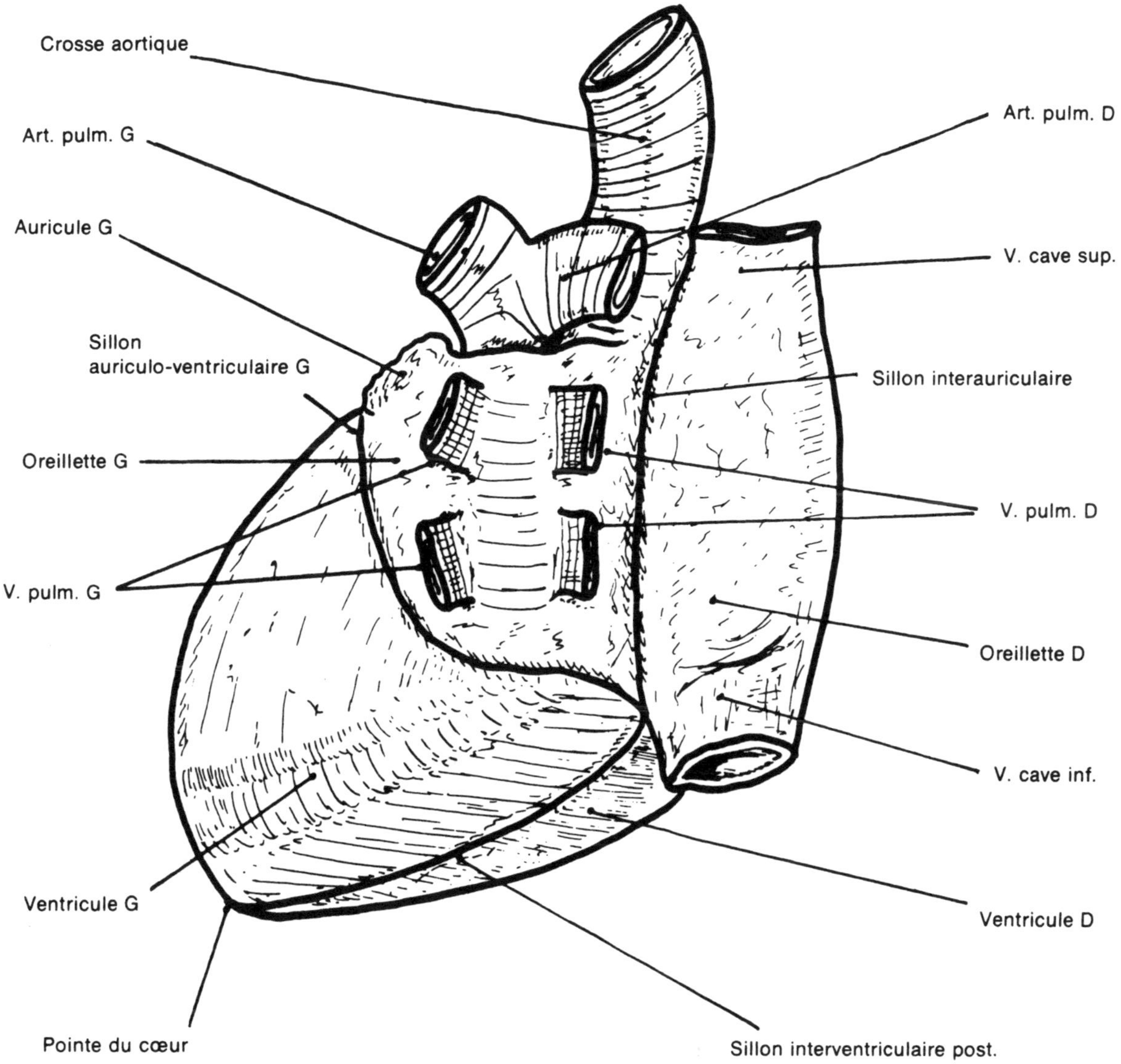


**CŒUR ET GROS VAISSEAUX DE LA BASE**
**VUE POSTERIEURE**

## Les cavités droites du cœur

Le cœur droit est creusé de deux cavités, oreillette et ventricule communicant entre elles par l'orifice tricuspidien.

*L'oreillette droite* présente six parois:

— la paroi supérieure est perforée par l'orifice de la veine cave supérieure, dépourvu de valvule;

— la paroi postérieure est lisse;

— la paroi interne, interauriculaire présente en sa partie moyenne, la fosse ovale limitée par un bourrelet arciforme: l'anneau de Vieussens;

— la paroi antérieure correspond à l'orifice tricuspidien;

— la paroi externe présente quelques colonnes charnues ou muscles pectinés.

— la paroi inférieure est perforée à son union avec la face postérieure par l'orifice de la veine cave inférieure, pourvu de la valvule d'Eustachi. Un peu en avant de cet orifice, la circulation veineuse coronaire s'ouvre dans l'oreillette par le sinus coronaire. Son orifice est renforcé par la valvule de Thébésius.

*L'auricule droite*, cavité diverticulaire de l'oreillette droite, aplatie d'avant en arrière, recouvre en avant la cavité auriculaire et la face antérieure de la portion ascendante de la crosse aortique.

*Le ventricule droit* de forme pyramidale triangulaire présente sur sa paroi antérieure, une saillie: le pilier antérieur, sur sa paroi septale, interventriculaire: le pilier interne ou muscle papillaire, sur sa paroi inférieure: le pilier postérieur.

La cavité ventriculaire est cloisonnée par de nombreux cordages réunissant les valves de l'orifice tricuspidien aux piliers.

Tendue entre le pilier antérieur et la paroi septale au voisinage du muscle papillaire, la bandelette ansiforme représente une longue colonne charnue à trajet curviligne concave en haut et en arrière.

La portion la plus supérieure de l'infundibulum au niveau de la base du ventricule est occupée par l'orifice de l'artère pulmonaire, obturé par trois valvules sigmoïdes.

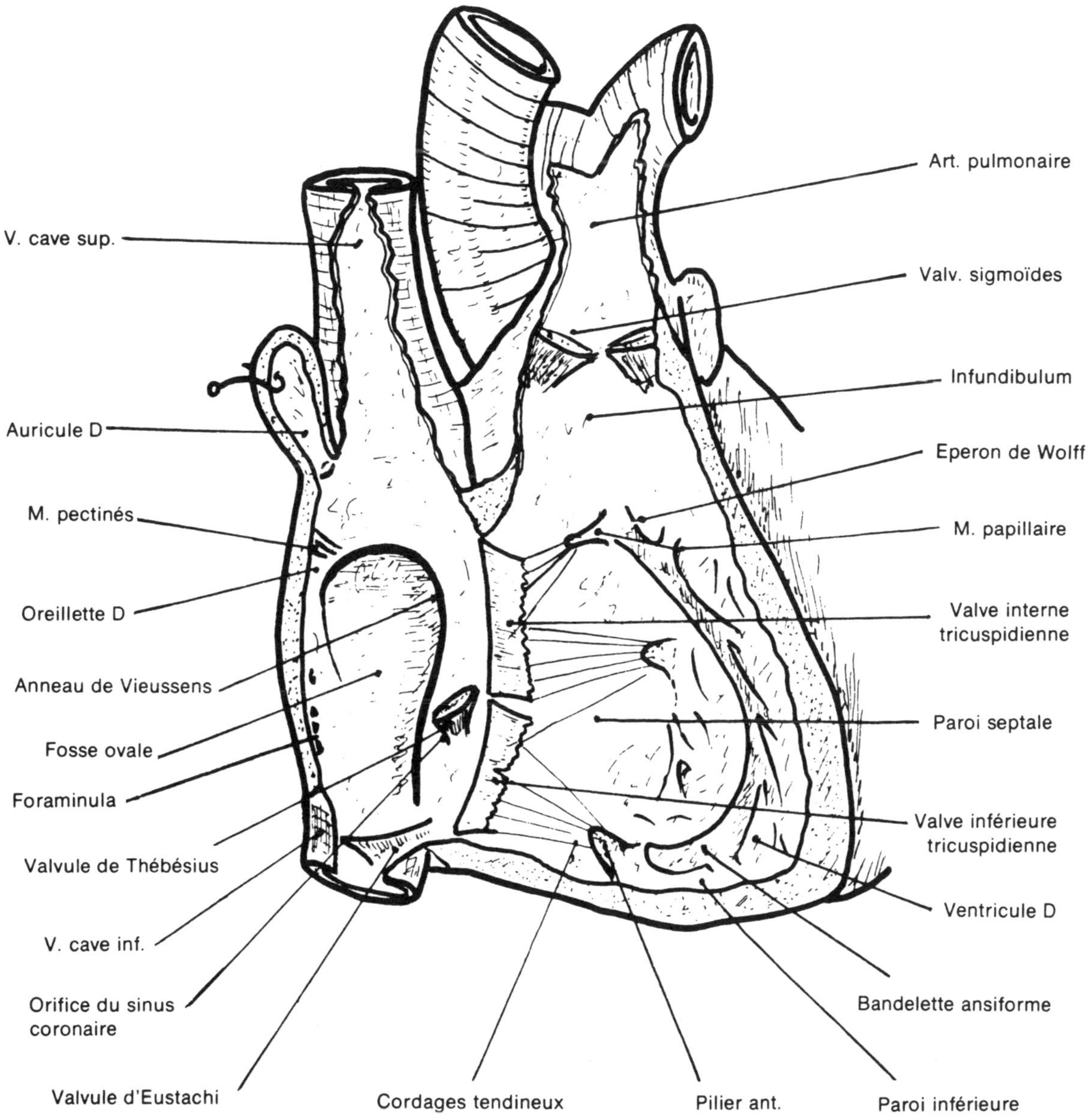


**LES CAVITES DU CŒUR DROIT**

## Les cavités gauches du cœur

Le cœur gauche présente également deux cavités: *l'oreillette* à grand axe transversal.

— La paroi externe, lisse présente l'orifice de l'auricule.
— La paroi interne ou cloison interauriculaire présente la membrane de la fosse ovale limitée par le repli semi-lunaire.
— La paroi postérieure lisse, est caractérisée par les orifices d'abouchement des quatre veines pulmonaires.
— Les parois supérieure et inférieure sont lisses, concaves, étroites.

L'oreillette gauche communique avec le ventricule gauche par l'orifice mitral.

*Le ventricule* à parois épaisses, présente deux faces: l'une externe gauche, l'autre interne droite ou septale.

Deux piliers: l'un antérieur, l'autre postérieur font saillie dans la cavité et servent d'insertions aux cordages les reliant aux valves mitrales.

La cavité ventriculaire gauche est divisée en deux chambres par les cordages et piliers: l'une, la chambre auriculaire comprise entre la grande valve mitrale et la paroi externe; l'autre, la chambre artérielle, plus large, comprise entre la grande valve et la cloison interventriculaire.

Par cette dernière portion, le sang artériel est chassé hors de la cavité ventriculaire dans l'aorte.

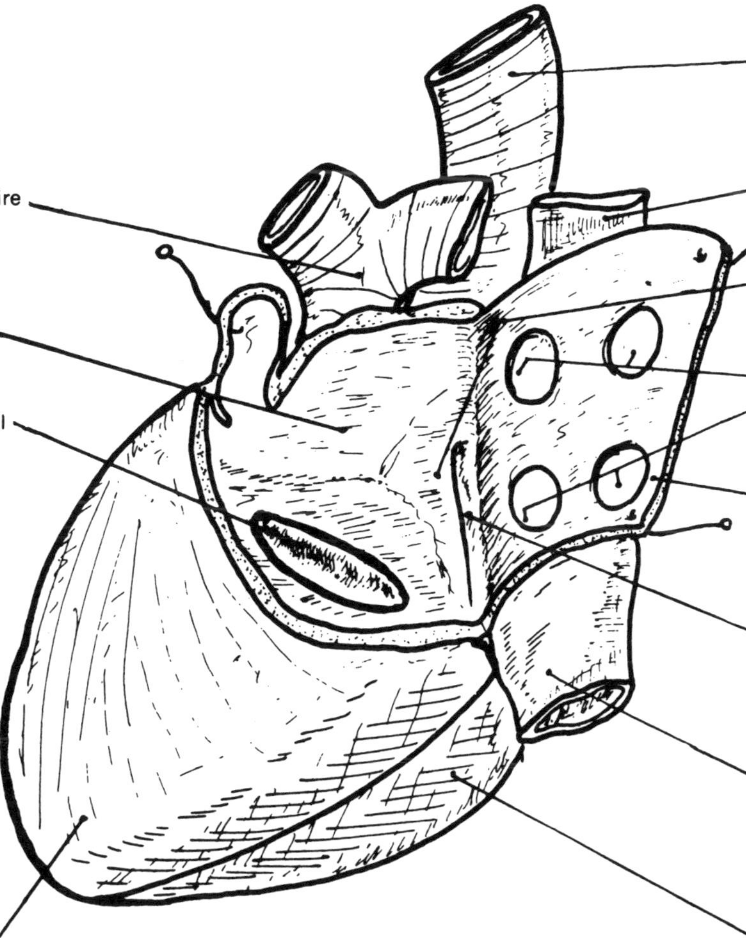


**OREILLETTE GAUCHE**
**VUE POSTERIEURE**

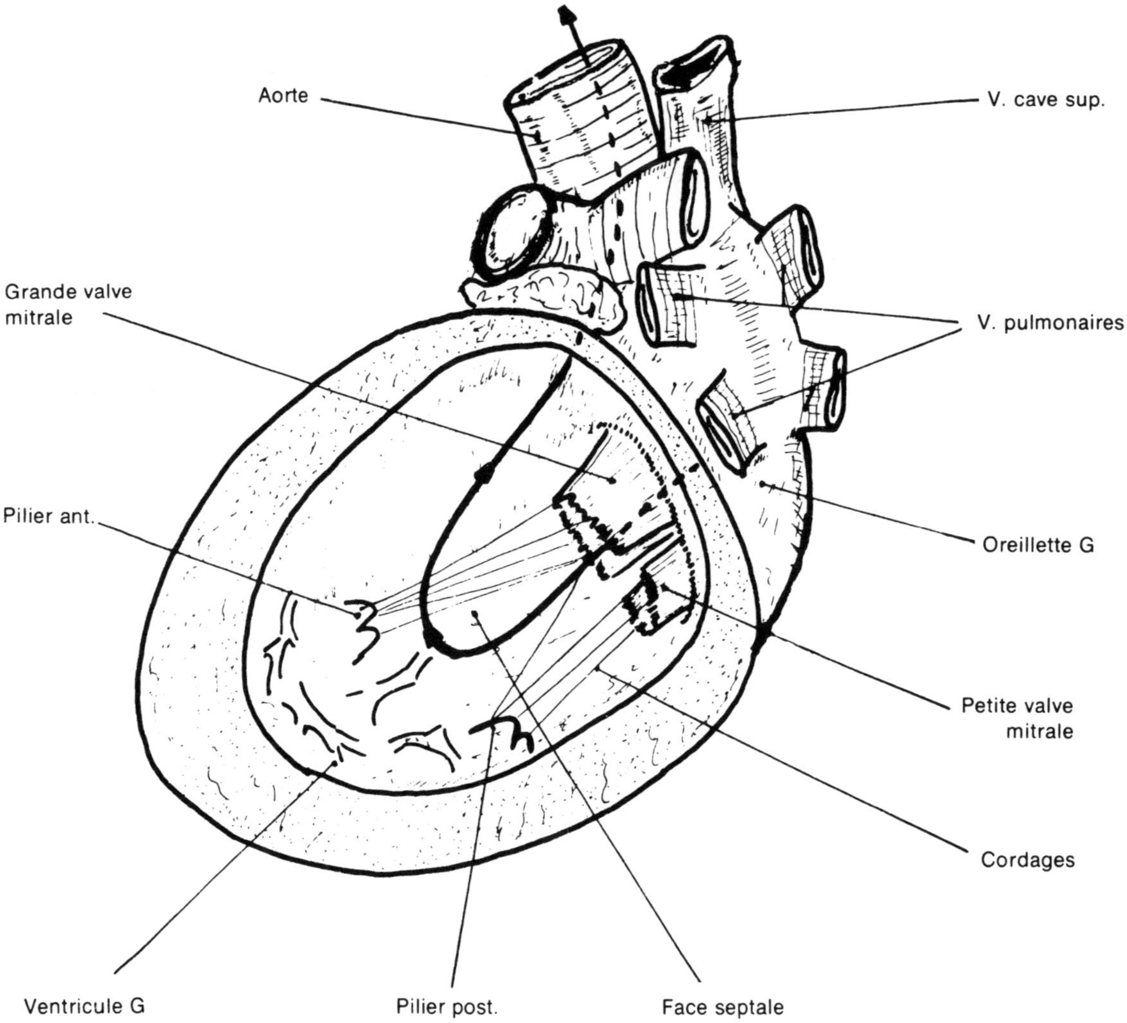


**VENTRICULE GAUCHE**
**VUE LATERALE G.**

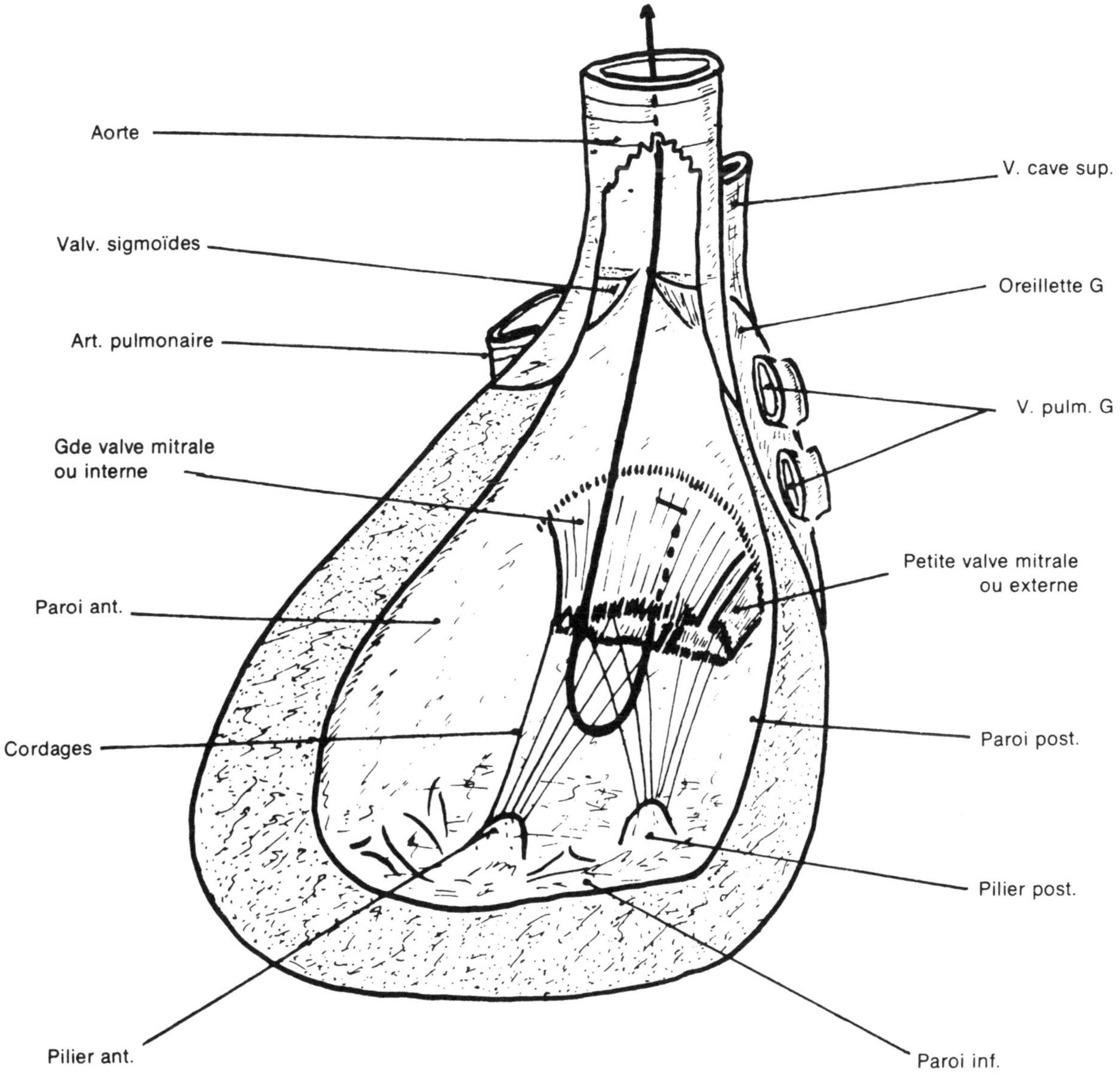


**VENTRICULE GAUCHE**
**VUE LATERALE G.**

## Les orifices du cœur

*L'orifice auriculo-ventriculaire droit* ou *tricuspidien* est circulaire et possède trois valves:

— une antérieure très développée, insérée sur le contour antérieur de l'orifice tricuspidien;

— une interne, septale, insérée sue le contour interne de l'orifice répond à la cloison septale;

— une postérieure ou inférieure, répondant à la partie inférieure du ventricule droit.

*L'orifice auriculo-ventriculaire gauche* ou *Mitral* est arrondi; il possède deux valves: l'une externe ou petite valve mitrale, insérée sur la moitié gauche de l'orifice; l'autre, interne ou grande valve mitrale, insérée sur la moitié droite de l'orifice.

Les cavités ventriculaires sont en continuité avec les gros troncs artériels par l'intermédiaire des orifices artériels du cœur.

*L'orifice aortique*, muni de trois valvules sigmoïdes: une postérieure, deux antérieures, est situé en avant et à droite de l'orifice auriculo-ventriculaire gauche.

*L'orifice de l'artère pulmonaire*, également pourvu de trois valvules sigmoïdes, deux postérieures, une antérieure, est situé en avant et au-dessus de l'orifice aortique, en avant, au-dessus et à gauche de l'orifice tricuspidien.

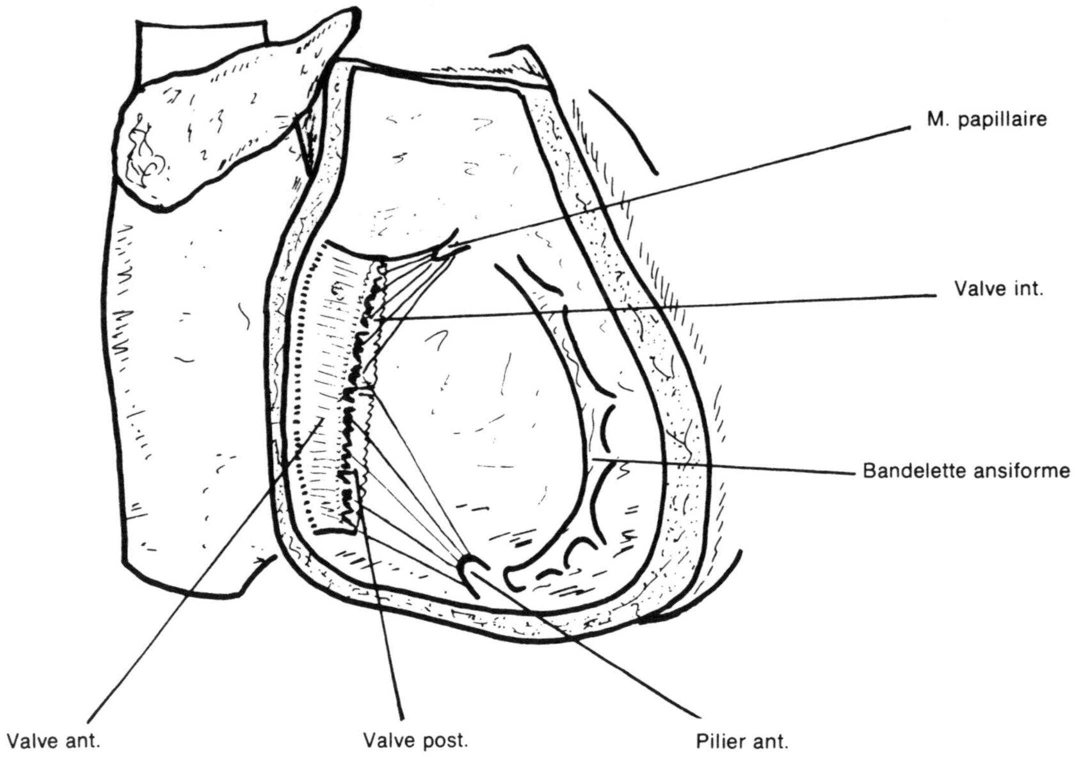


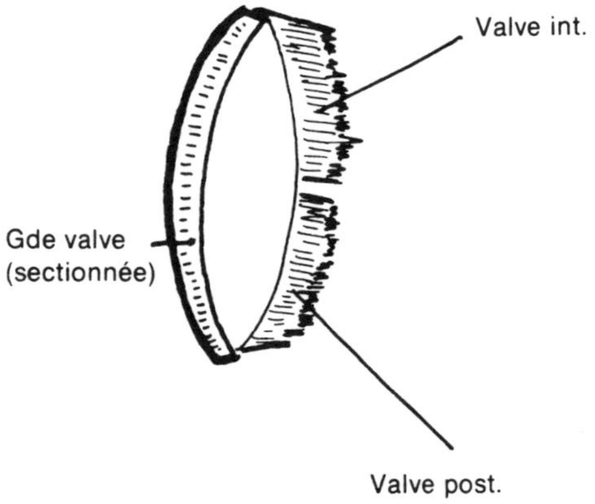


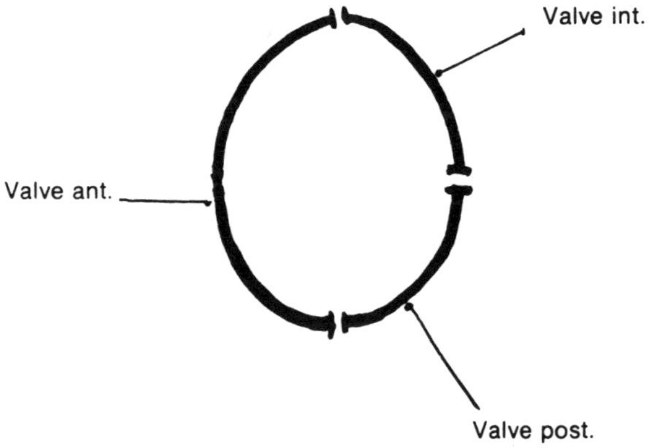


**ORIFICE TRICUSPIDIEN**

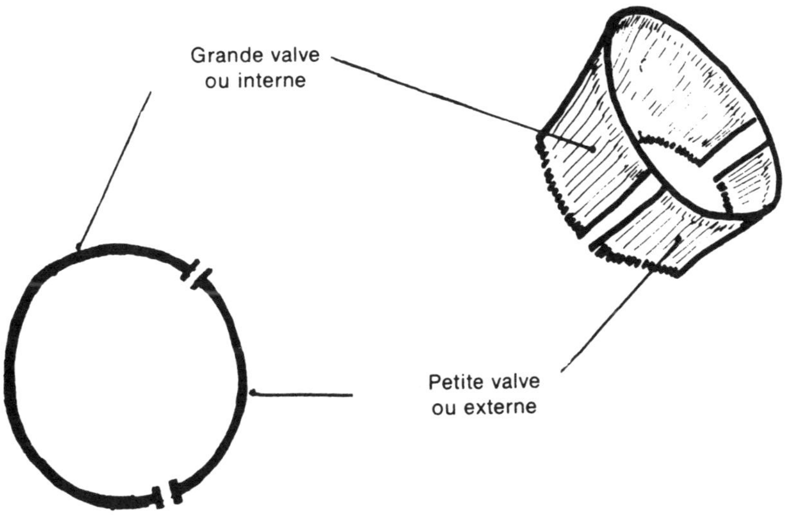


**ORIFICE MITRAL**

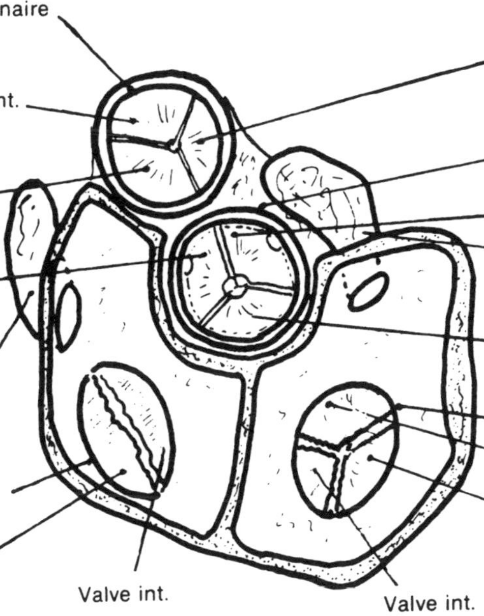


**LES ORIFICES DU CŒUR**

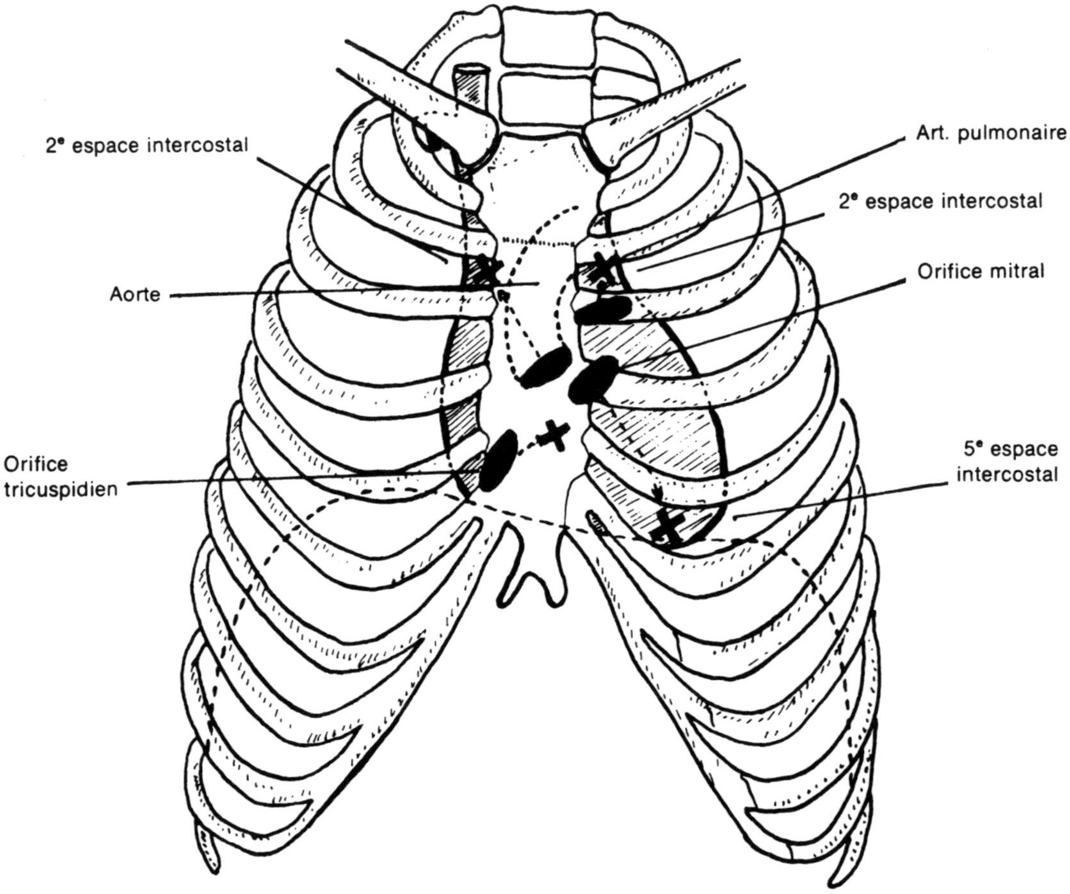


**PROJECTION THORACIQUE DES ORIFICES**
**— Foyers d'auscultation —**

**PROJECTION DES CAVITES SUR ORTHODIAGRAMME**

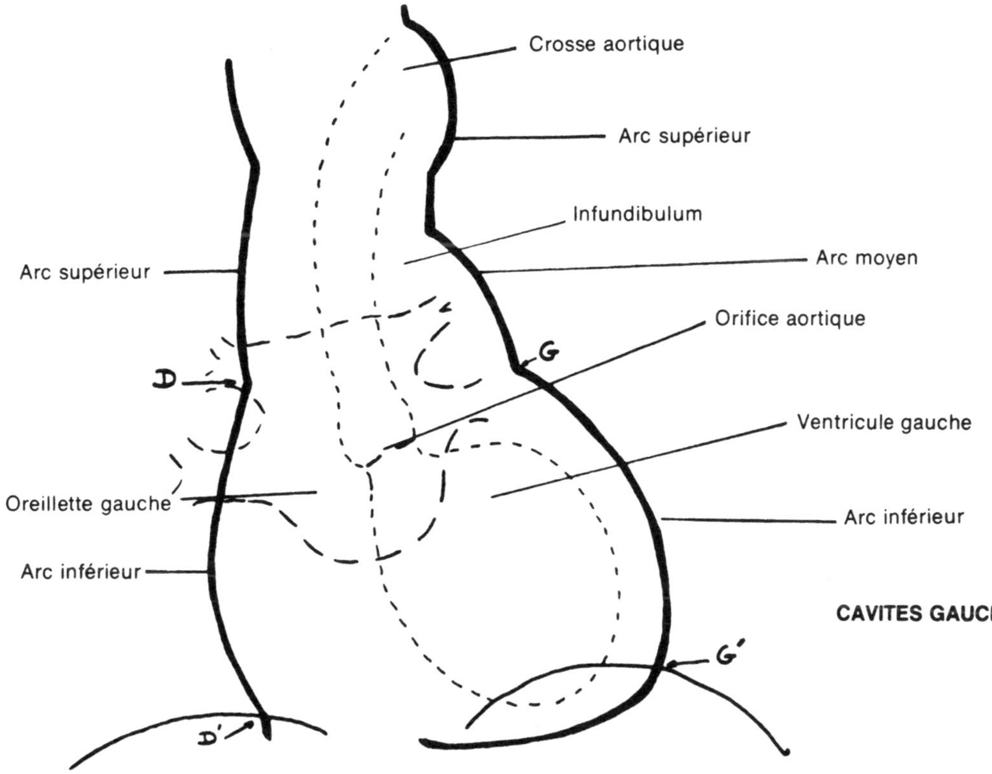


**CAVITES GAUCHES**

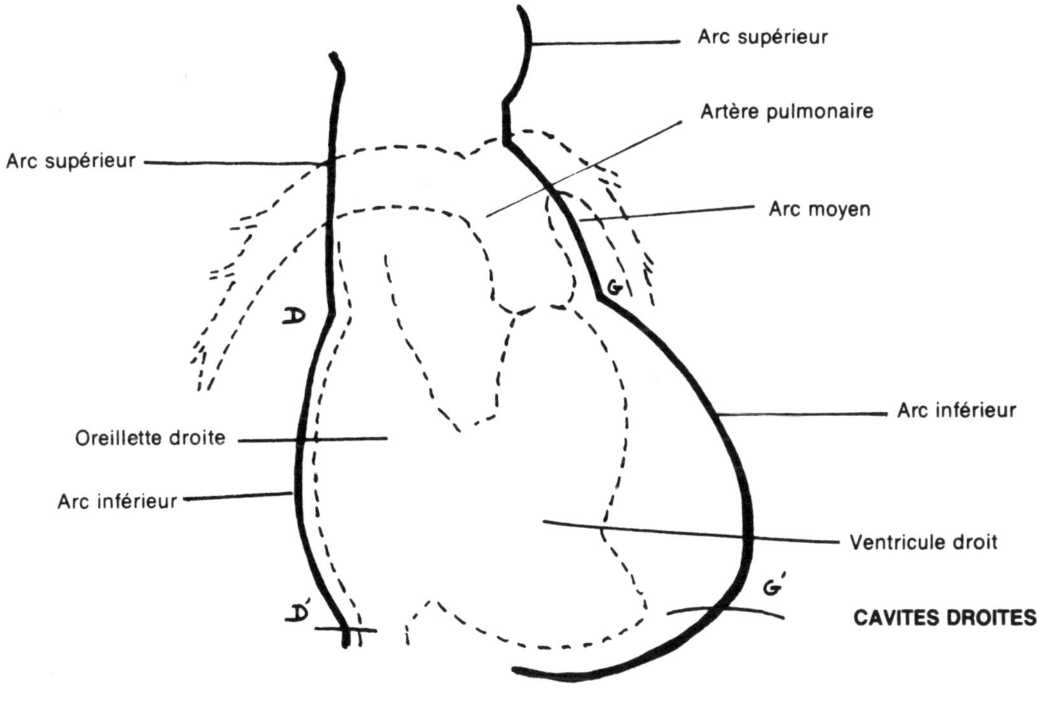


**CAVITES DROITES**

## Les nerfs cardiaques

Les nerfs du cœur ont une double origine physiologiquement antagoniste.

Les uns sont issus du nerf pneumogastrique, ils sont modérateurs du rythme cardiaque.

Les autres sont des nerfs collatéraux de la chaîne sympathique latéro-vertébrale cervicale, ils sont accélérateurs du rythme cardiaque.

*Les nerfs cardiaques du pneumogastrique* sont issus de trois pédicules droit et gauche:
— les nerfs cardiaques supérieurs naissant du tronc du pneumogastrique au niveau du ganglion plexiforme;
— les nerfs cardiaques moyens et inférieurs naissant du tronc du nerf pneumogastrique en dessous de l'origine du nerf récurrent. Ils ont donc une origine cervicale ou thoracique supérieure à droite, thoracique moyenne à gauche.

Les nerfs cardiaques du sympathique sont également issus de trois pédicules:

— le nerf cardiaque supérieur branche efférente du ganglion cervical supérieur;

— le nerf cardiaque moyen, issu du ganglion cervical moyen;

— le nerf cardiaque inférieur, branche efférente du ganglion stellaire.

Ces divers nerfs convergent à travers la région cervico-thoracique supérieure vers les gros vaisseaux de la base du cœur où ils constituent le plexus cardiaque formé de deux centres principaux: le plexus ganglionné de Perman situé sur la face postérieure de l'oreillette droite et le ganglion de Wrisberg situé sous la concavité de la crosse aortique.

Les branches efférentes de ces centres nerveux forment en particulier les plexus coronaires.

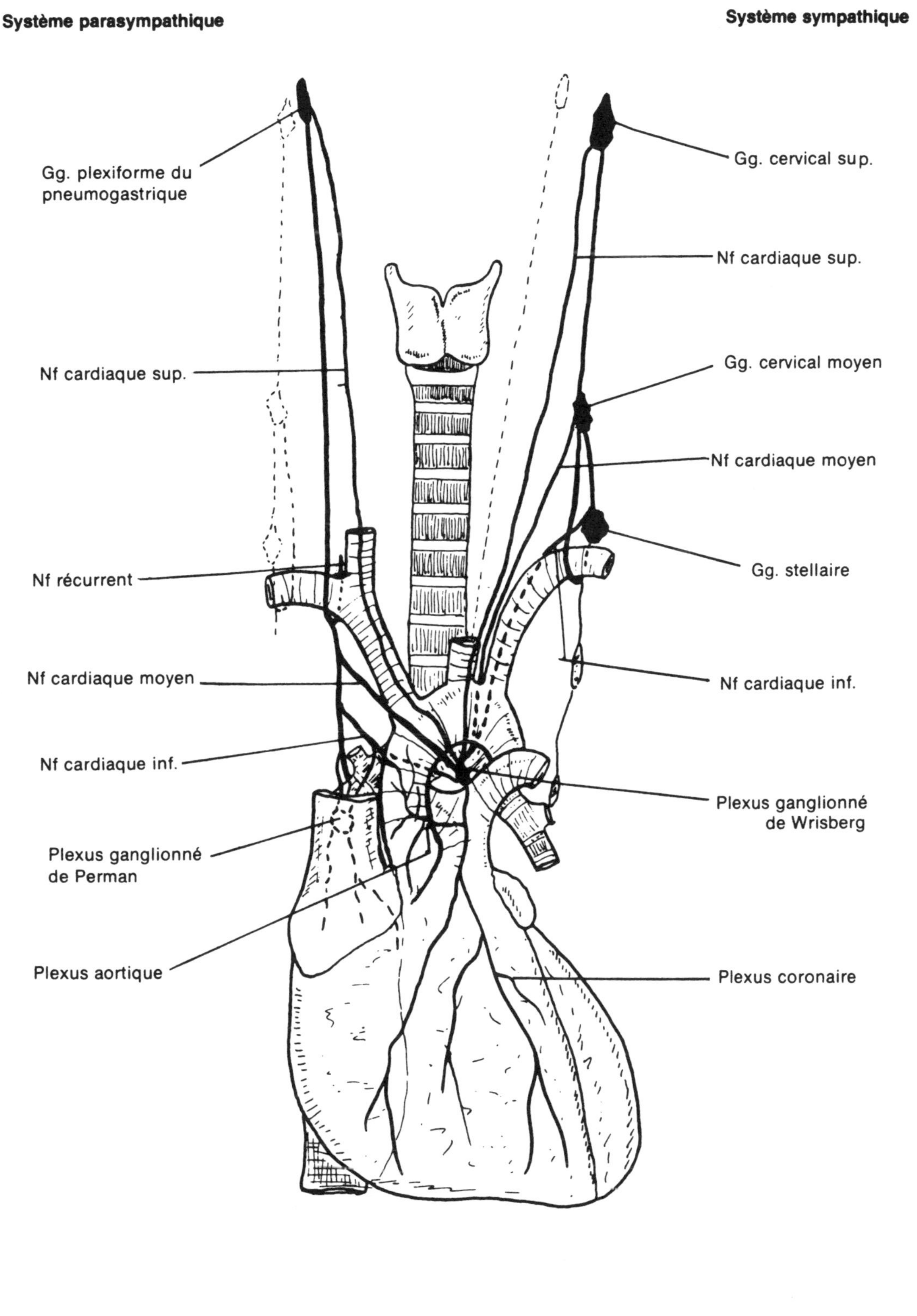


**LES NERFS DU CŒUR**

# Le système cardio-necteur

Le système cardio-necteur de Géraudel ou Tissus Nodal établit les connexions fonctionnelles entre les régions auriculaires et ventriculaires du cœur.

Il comprend deux portions distinctes:

*l'une auriculaire droite*, le nœud sinusal de Keith et Flack situé dans la paroi de l'oreillette droite au voisinage de l'abouchement de la veine cave supérieure;

*l'autre, ventriculo-necteur*, divisée en plusieurs portions:
a) le nœud d'Aschoff-Tawara situé dans l'épaisseur de la cloison interauriculaire en sa partie antéro-inférieure, est formé de deux centres: le nœud de Zahn, auriculaire proprement dit, et la portion d'origine du faisceau de His, située dans l'épaisseur du septum atrio-ventriculaire,
b) le faisceau de His, continuité du nœud d'Aschoff-Tawara se divise à la partie inférieure de la portion membraneuse de la cloison interventriculaire en deux branches: droite et gauche,
c) la branche droite pénètre le myocarde ventriculaire droit par la bandelette ansiforme jusqu'au pilier antérieur où elle se ramifie en un réseau sous-endocardique, le réseau de Purkingé.

La branche gauche perfore la cloison interventriculaire et se ramifie précocement en deux groupes de fibres, les unes antérieures, les autres postérieures aboutissant aux piliers du ventricule gauche, où ils constituent le réseau de Purkingé du ventricule gauche.

Les connexions entre ce système cardio-necteur et les nerfs cardiaques sont peu connues.

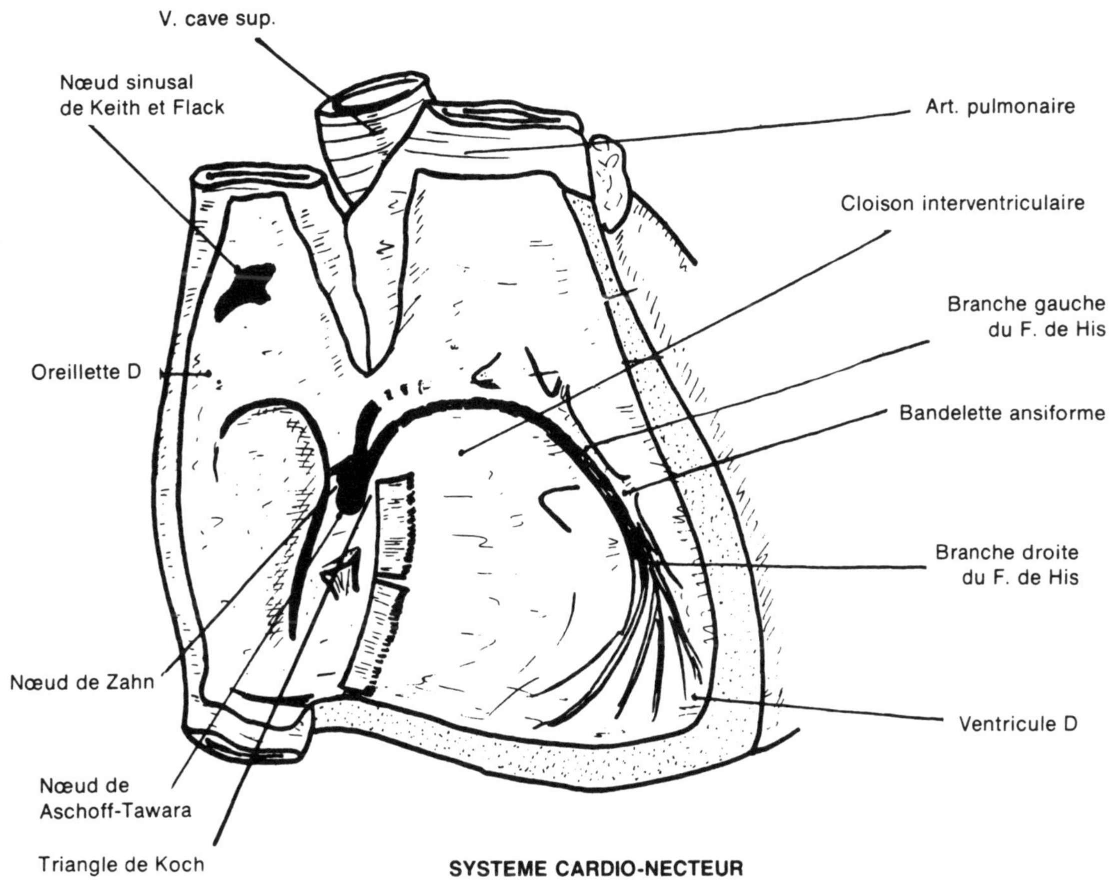


**SYSTEME CARDIO-NECTEUR**

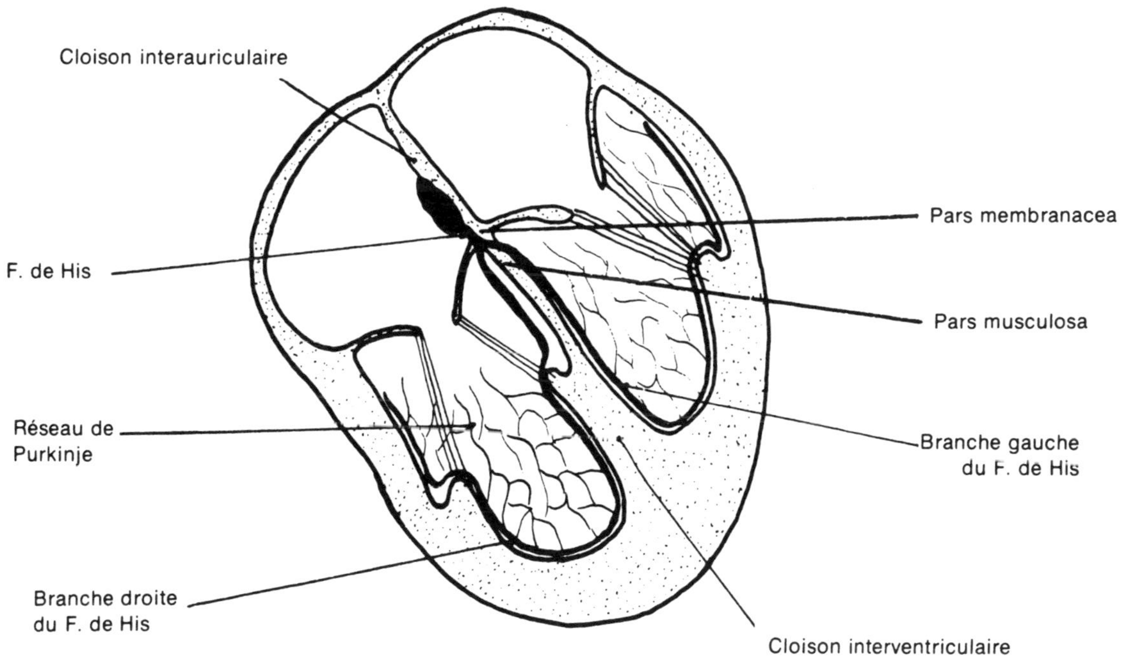

## Les vaisseaux coronaires

La *vascularisation artérielle* du cœur est assurée par deux artères coronaires, l'une droite, l'autre gauche prenant leur origine au niveau de la portion d'origine de l'aorte au-dessus des valvules sigmoïdes.

*L'artère coronaire droite ou postérieure :* passant sous l'auricule droite gagne, en longeant le sillon inter-auriculo-ventriculaire droit, le bord droit du cœur puis la face inférieure où elle se termine par l'artère interventriculaire postérieure; elle donne au cours de son trajet diverses collatérales assurant la vascularisation des parois de l'aorte et de l'artère pulmonaire, de l'oreillette droite, du ventricule droit, et de la cloison interventriculaire. Par l'artère rétro-ventriculaire gauche de Mouchet, elle déborde le territoire du ventricule droit, irriguant une partie de la face inférieure du ventricule gauche.

*L'artère coronaire gauche ou antérieure :* chemine d'abord entre l'artère pulmonaire, l'auricule gauche et l'oreillette gauche, atteignant le sillon interventriculaire antérieur, elle se poursuit en bas par l'artère interventriculaire antérieure qui gagne la pointe du cœur, la contourne, et se termine sur la face inférieure du cœur.

Elle donne diverses collatérales à la paroi de l'aorte, de l'artère pulmonaire, de l'oreillette gauche et en particulier du ventricule gauche par l'artère circonflexe ou auriculo-ventriculaire ainsi qu'à la cloison interventriculaire dans ses deux tiers antérieurs par les artères septales antérieures.

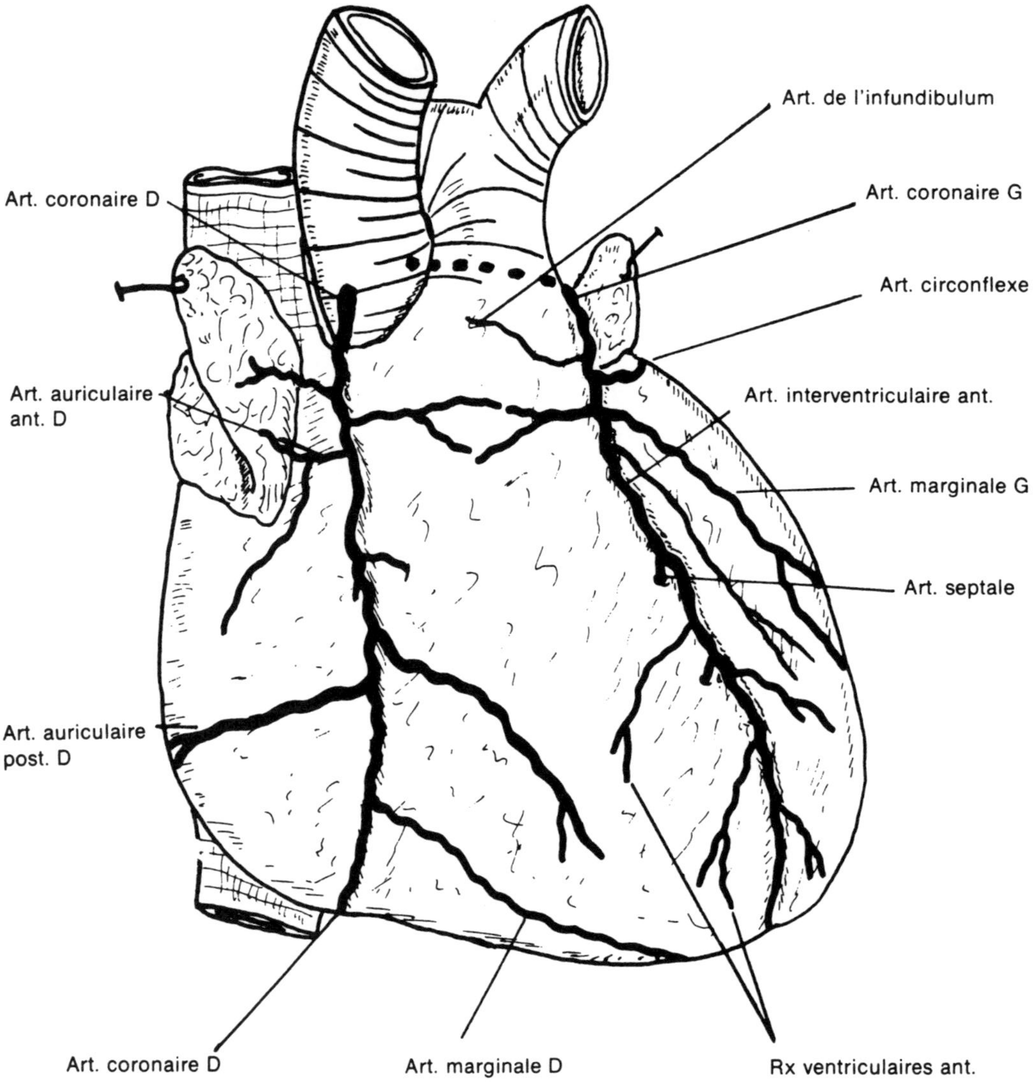


**ARTERES CORONAIRES**
**VUE ANTERIEURE**

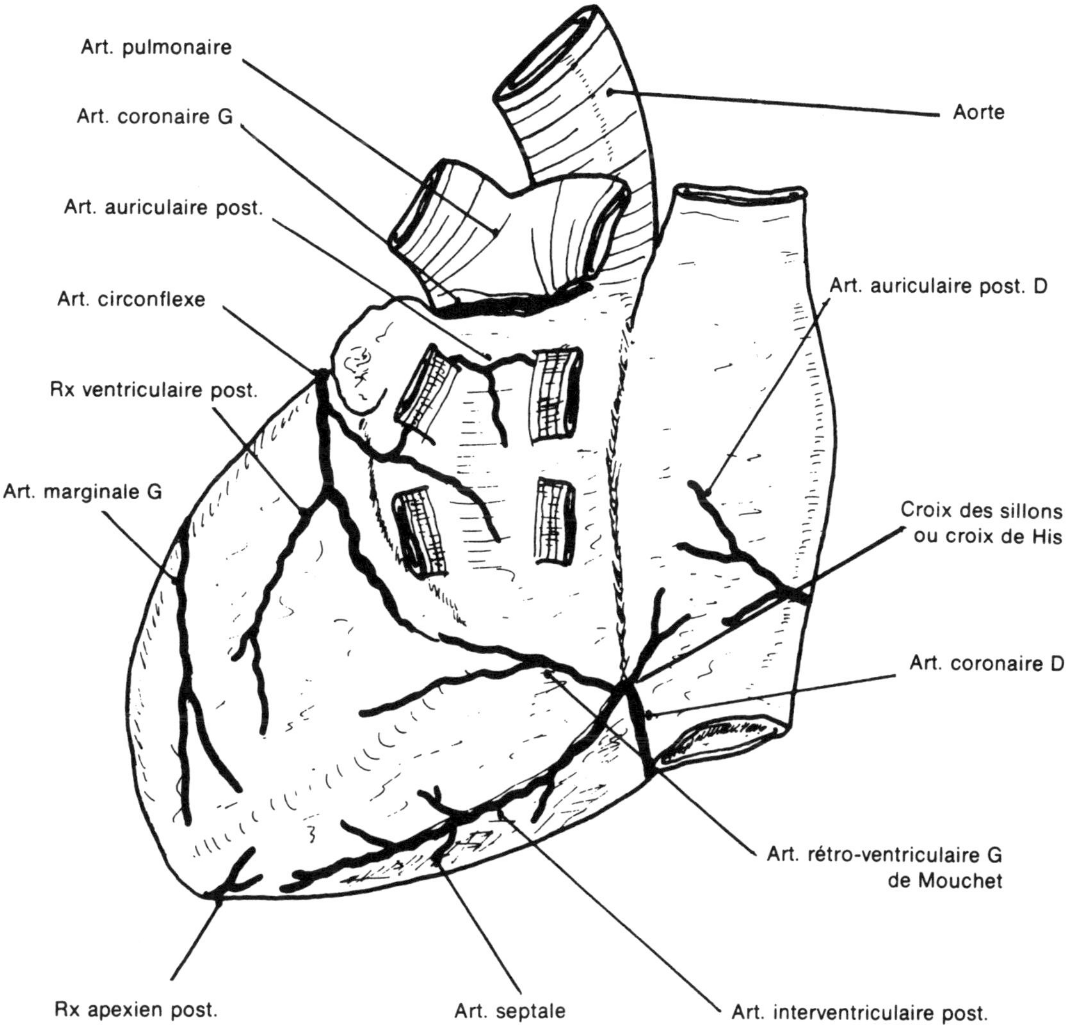


**ARTERES CORONAIRES**
**VUE POSTERIEURE**

*Le système veineux du cœur* est constitué :

— par la *grande veine coronaire* qui prenant son origine à la pointe du cœur, parcourt le sillon interventriculaire antérieur, auriculo-ventriculaire antérieur gauche, contourne le bord gauche du cœur et atteint en suivant le sillon auriculo-ventriculaire postérieur gauche le sinus coronaire qui s'ouvre dans l'oreillette droite.

Cette veine par ses affluents draîne, la face antérieure du ventricule gauche et droit, les veines de la cloison interventriculaire, des oreillettes.

*Le sinus coronaire* reçoit directement la veine interventriculaire postérieure, quelques veines grêles auriculaires.

Outre le système veineux principal, existent des veines ventriculaires et auriculaires droites s'ouvrant directement dans l'oreillette droite par les foramina de Lannelongue situés sur la paroi externe (veines profondes intrapariétales, veines de Thébesius).

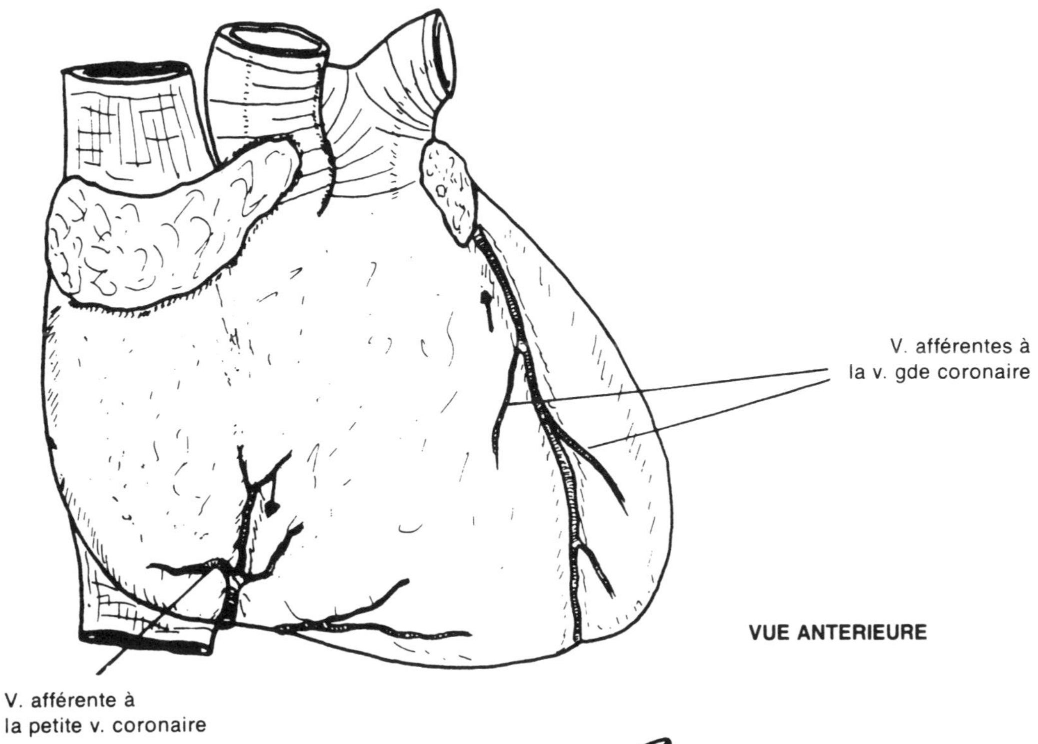


VUE ANTERIEURE

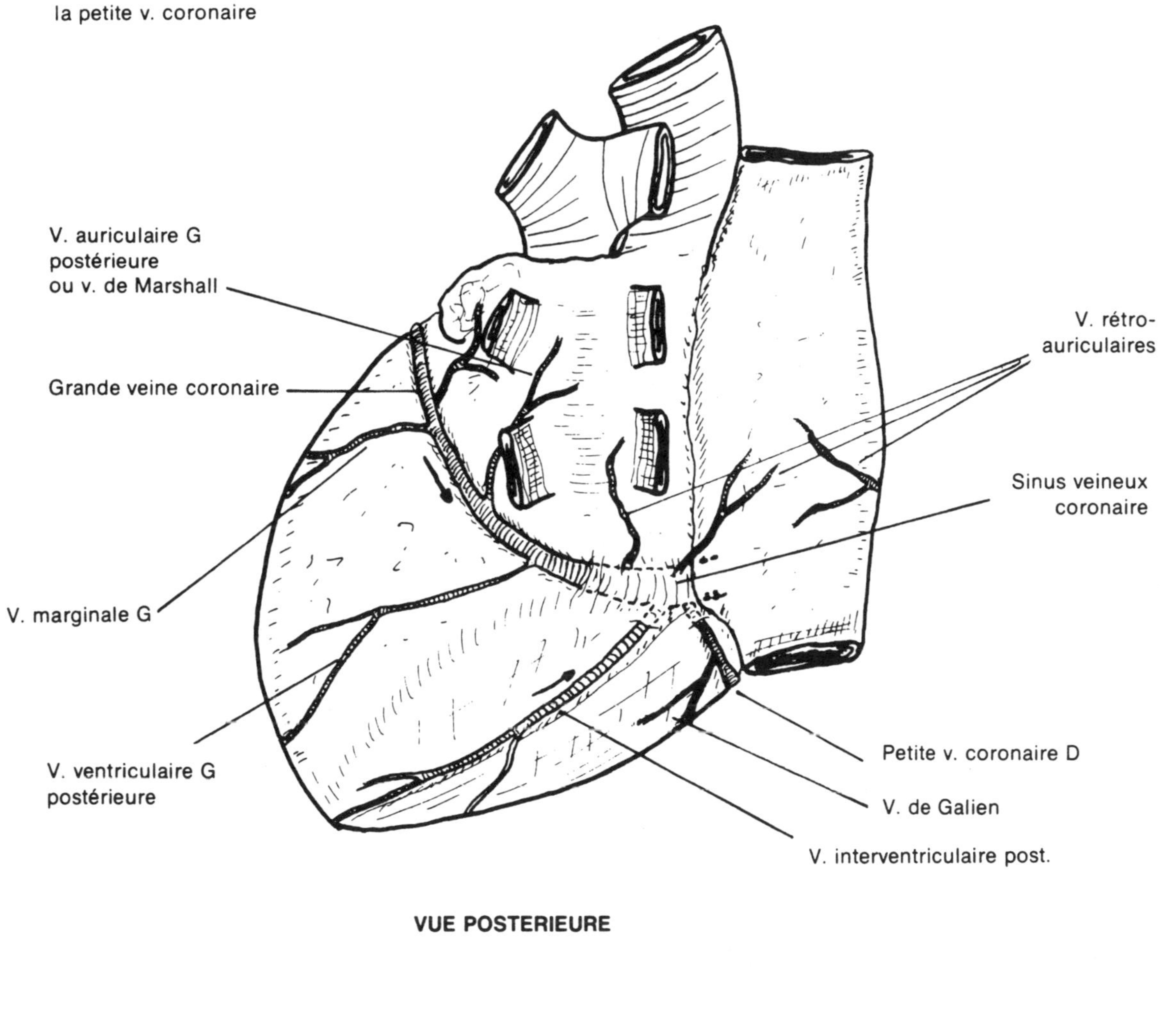


VUE POSTERIEURE

# Le péricarde

Le cœur est enfermé dans le médiastin antérieur à l'intérieur d'un sac fibro-séreux : le péricarde.

*Le péricarde fibreux*, élément superficiel du sac péricardique est adhérent par sa face inférieure au diaphragme, son sommet déborde en haut le feuillet pariétal de la séreuse en se prolongeant sur la paroi externe des gros vaisseaux de la base du cœur (corne supérieure et inférieure de Haller).

*Le péricarde séreux*, se compose de deux feuillets :

— L'un *viscéral* recouvrant les ventricules, les oreillettes, les pédicules artériels et veineux du cœur, il forme ainsi deux gaines vasculaires, l'une artérielle, l'autre veineuse s'insinuant entre les divers éléments vasculaires et constituant des diverticules en particulier sur la face postérieure de l'oreillette gauche (cul-de-sac de Haller).
Entre les gaines artérielle et veineuse, le péricarde séreux forme un canal (sinus transverse de Henlé ou canal de Theile).

— Le feuillet *pariétal*, représente la continuité de la ligne de réflexion du feuillet viscéral au contact des pédicules artériels et veineux; il tapisse la face profonde du sac fibreux du péricarde.

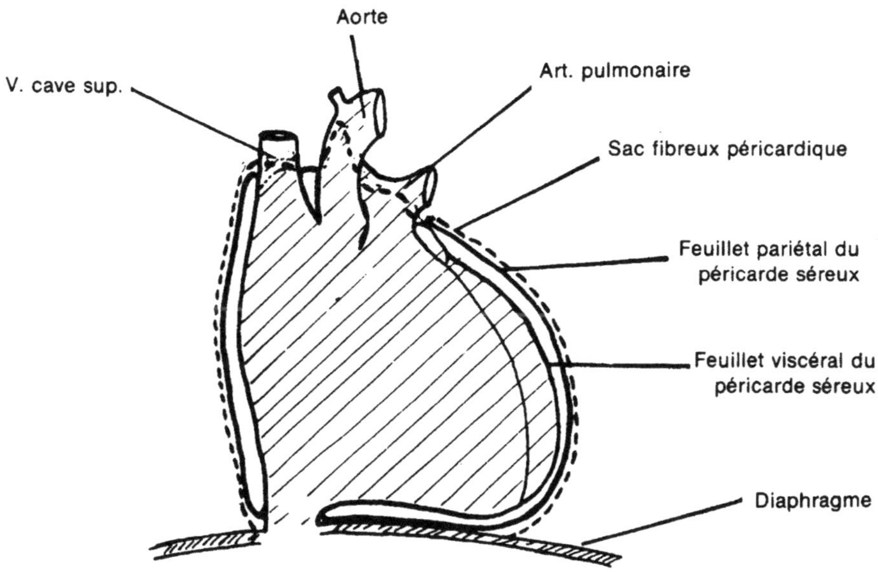


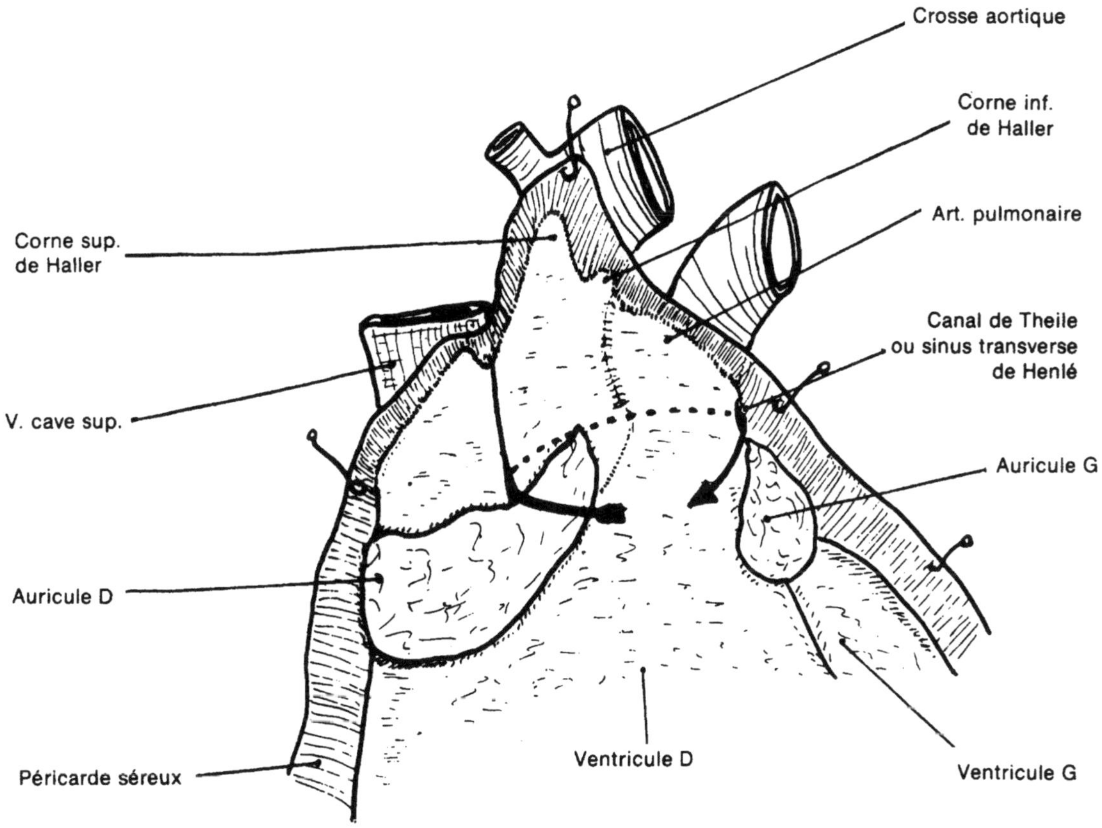


**LIGNE DE REFLEXION DU PERICARDE SEREUX**
**VUE ANTERIEURE**

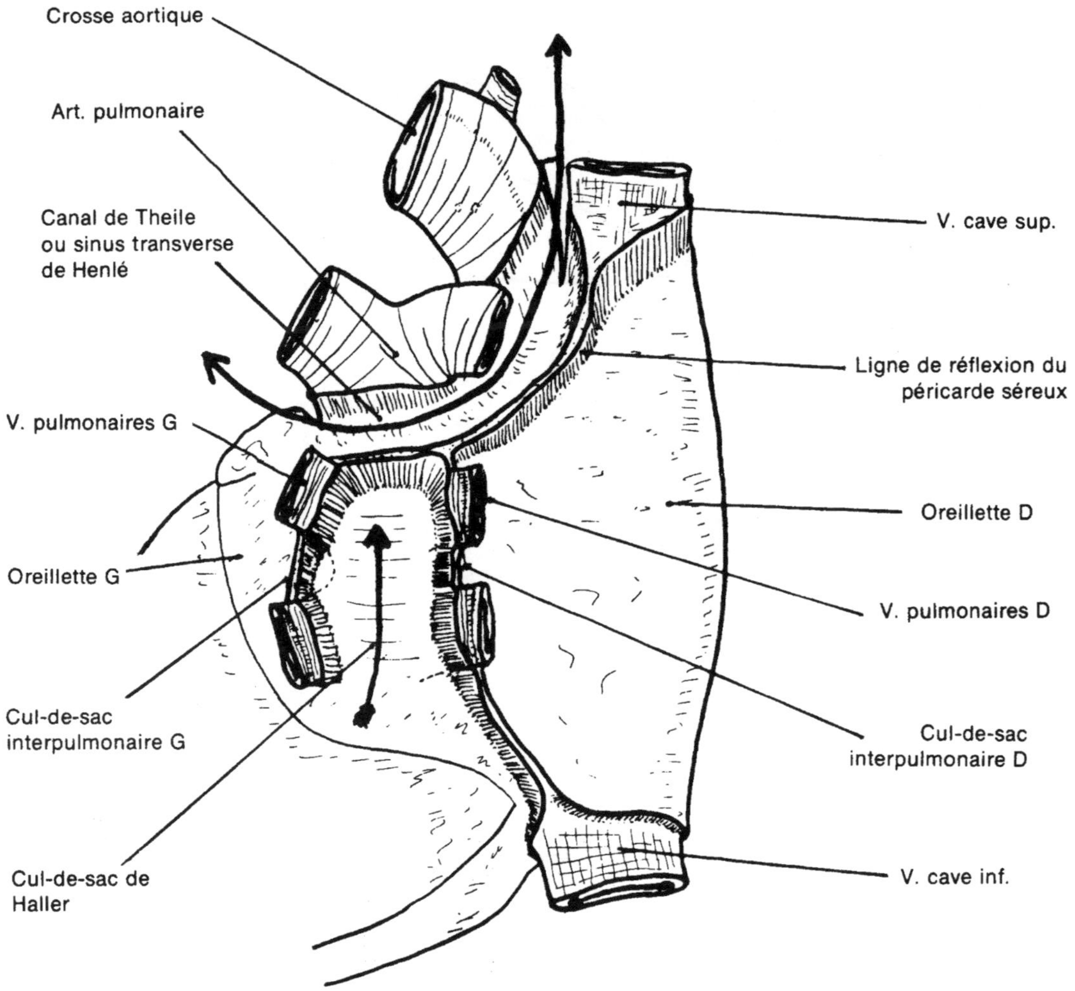


**LIGNE DE REFLEXION DU PERICARDE SEREUX
VUE POSTERIEURE**

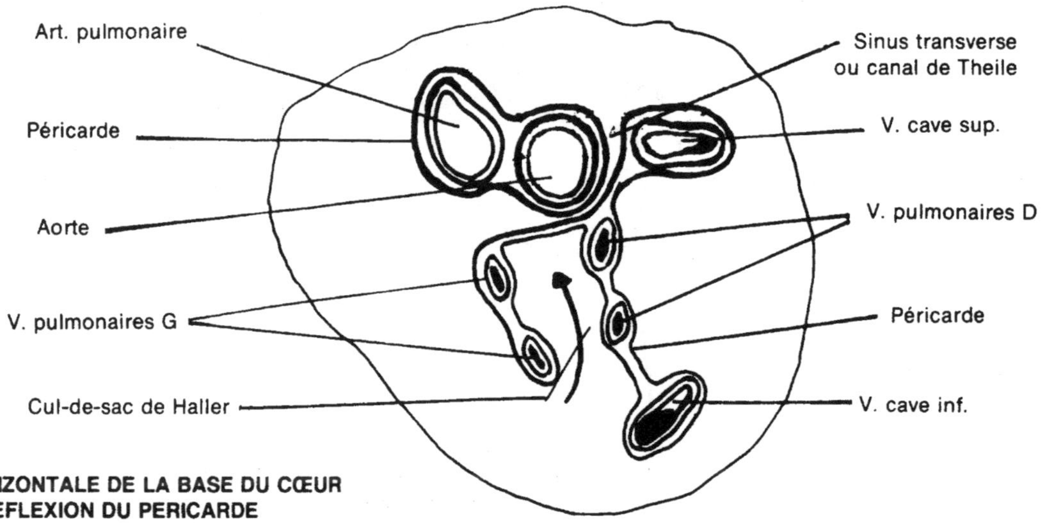


**COUPE HORIZONTALE DE LA BASE DU CŒUR
LIGNE DE REFLEXION DU PERICARDE**

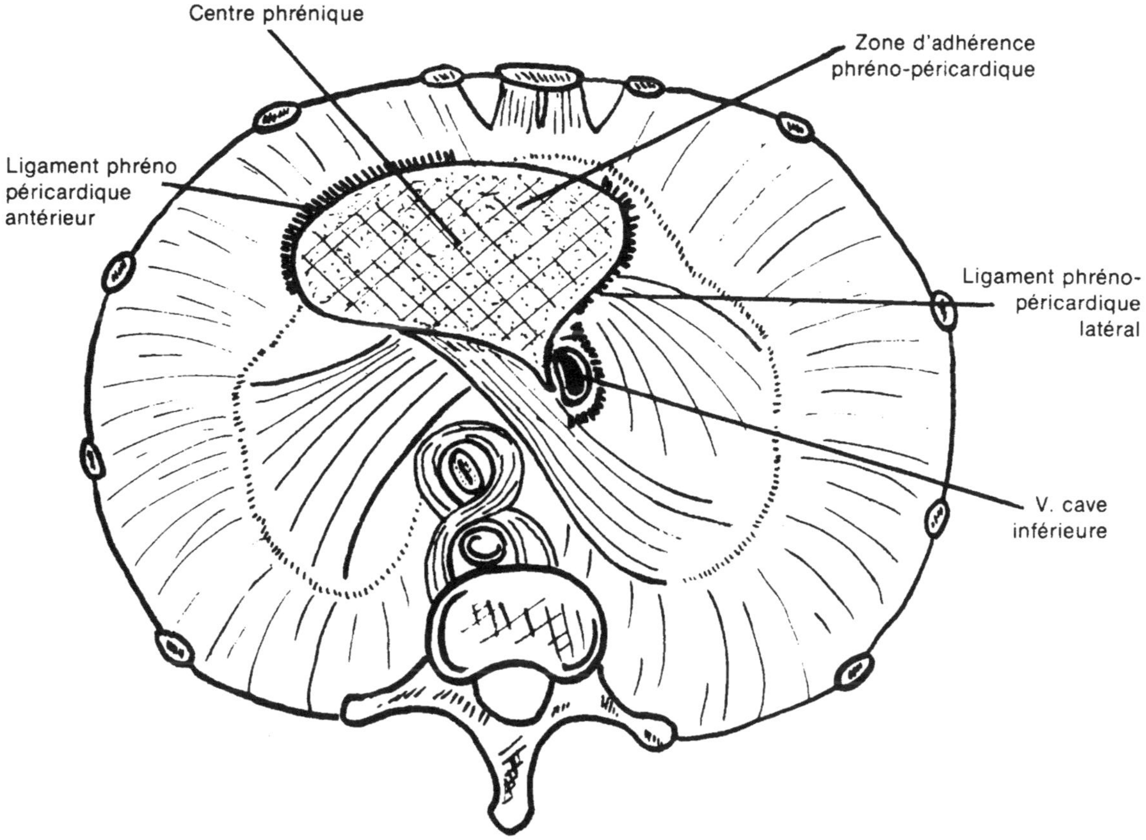


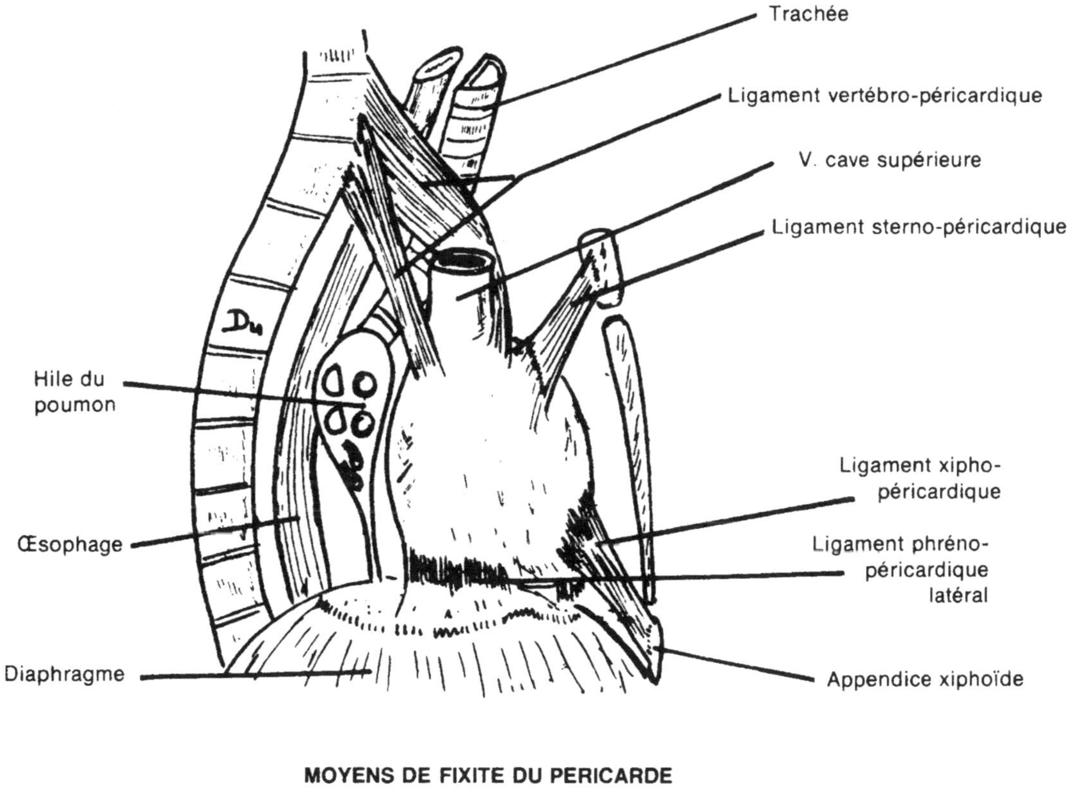


**MOYENS DE FIXITE DU PERICARDE**

## Les pédicules vasculaires de la base du cœur

Ces pédicules sont soit artériels, soit veineux.

*Les éléments veineux*, les plus antérieurs sont constitués par la veine cave supérieure s'ouvrant dans l'oreillette droite, issus de la réunion des troncs veineux brachio-céphaliques droit et gauche.

*Les éléments artériels* sont représentés par, l'origine de l'aorte qui décrit sa crosse comprenant deux parties, l'une ascendante avec sa dilatation initiale, le sinus de Valsalva, l'autre horizontale et par l'artère pulmonaire qui, cravatant la portion ascendante de la crosse aortique, se divise en artère pulmonaire droite gagnant le hile du poumon droit en passant en arrière de la crosse aortique et de la veine cave supérieure et en artère pulmonaire gauche qui gagne le pédicule pulmonaire gauche passant en avant de la portion haute de l'aorte thoracique descendante.

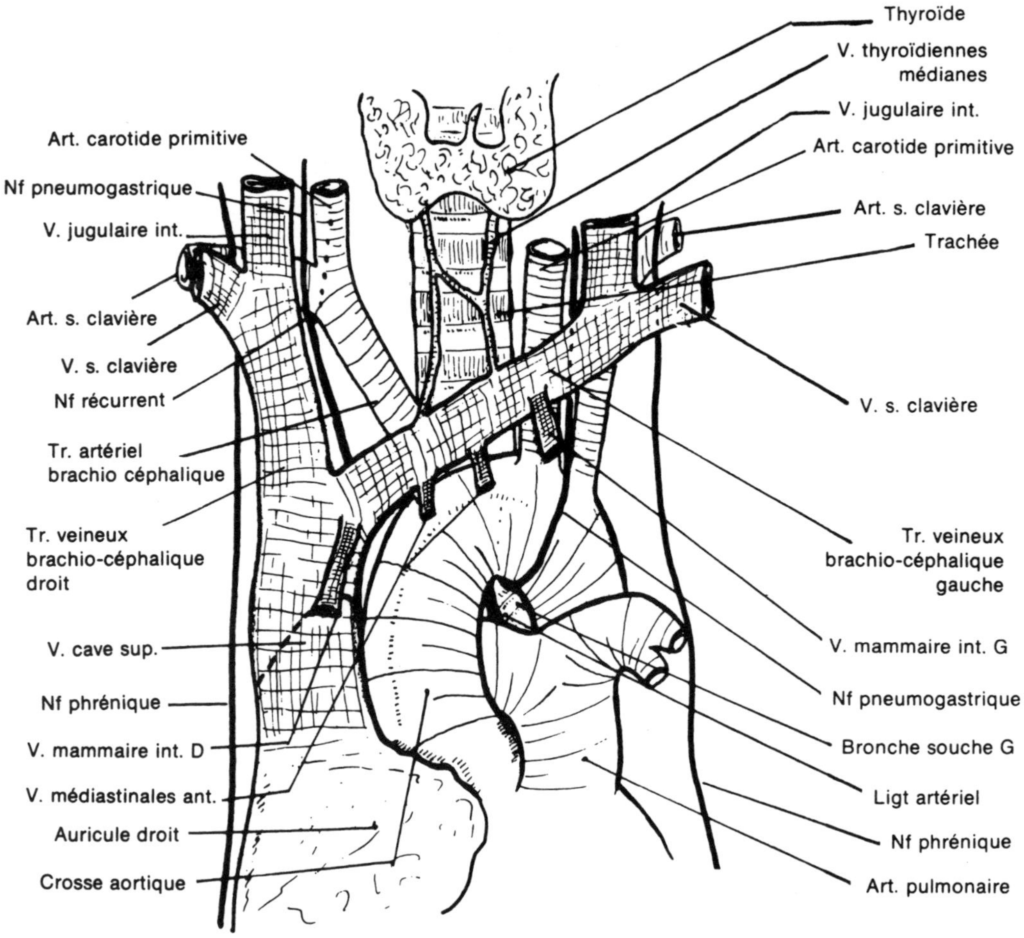


**PEDICULES VASCULAIRES DE LA BASE DU CŒUR**

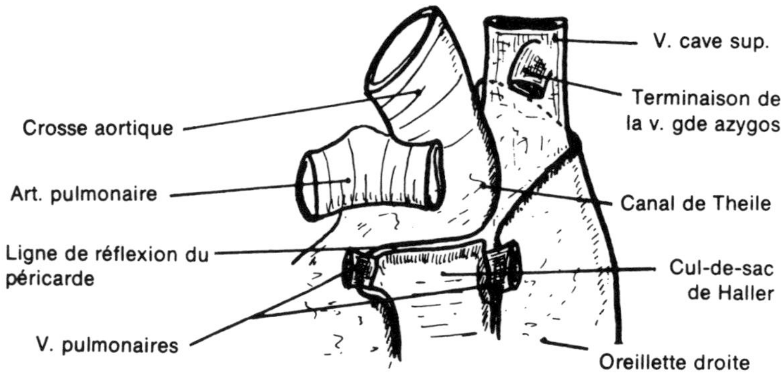


**BASE DU CŒUR (vue postérieure)**

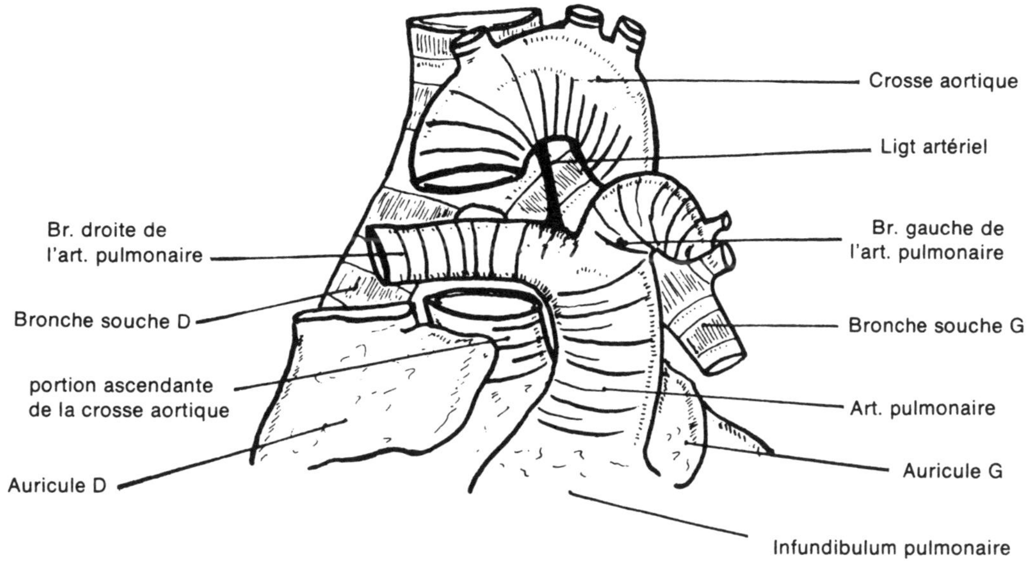


**PEDICULES VASCULAIRES DE LA BASE DU CŒUR PLAN DE L'ARTERE PULMONAIRE**

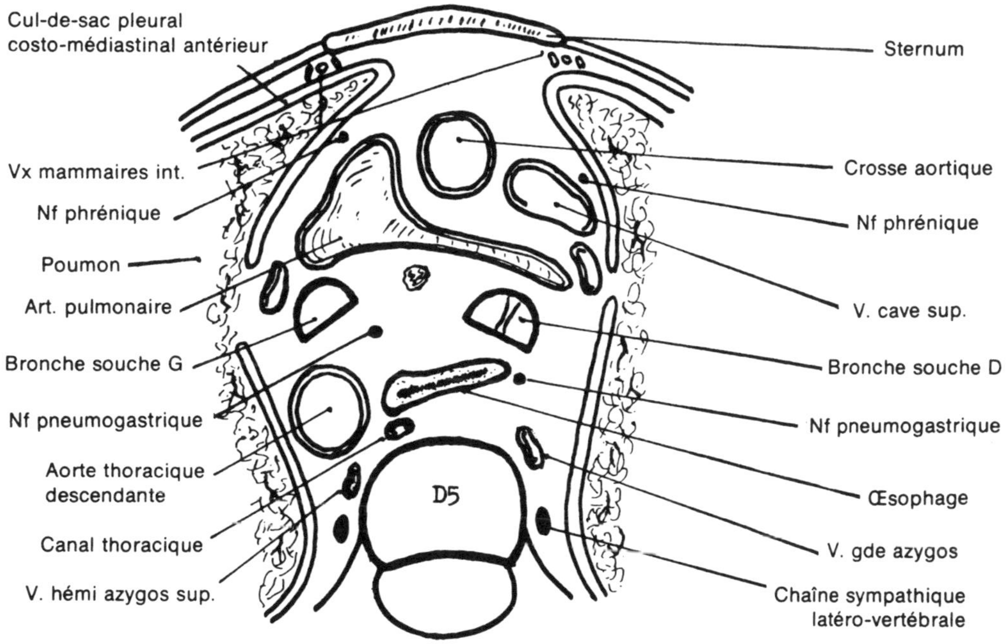


**COUPE HORIZONTALE DU THORAX AU NIVEAU DE LA BIFURCATION DE L'ARTERE PULMONAIRE**

## L'aorte

Prenant son origine dans le ventricule gauche, elle présente 2 segments thoraciques : la crosse aortique, l'aorte thoracique descendante.

*La crosse de l'aorte* présente à son émergence du ventricule gauche une dilatation, le sinus de Valsalva ; dans sa portion ascendante intrapéricardique, elle donne dès son origine naissance aux artères coronaires. Son segment horizontal à courbure convexe en avant et à gauche se termine dans le médiastin postérieur en regard du flanc gauche de la $4^{e}$ vertèbre dorsale. Ce segment donne les collatérales suivantes : tronc artériel brachio-céphalique droit, artère carotide primitive et sous-clavière gauche.

*L'AORTE THORACIQUE DESCENDANTE* chemine dans le médiastin postérieur jusqu'à l'orificie aortique du diaphragme où elle se poursuit par l'aorte abdominale. Au cours de son trajet descendant de gauche à droite, elle passe en arrière de l'œsophage et se trouve en rapport en particulier avec les divers éléments contenus dans le médiastin postérieur (veine hémiazygos, chaîne sympathique, canal thoracique, œsophage, nerf pneumogastrique) limité en dehors par la plèvre médiastine.

Elle donne diverses collatérales, les unes, pariétales, les artères intercostales, les autres viscérales : artères médiastines, artères œsophagiennes, artères bronchiques.

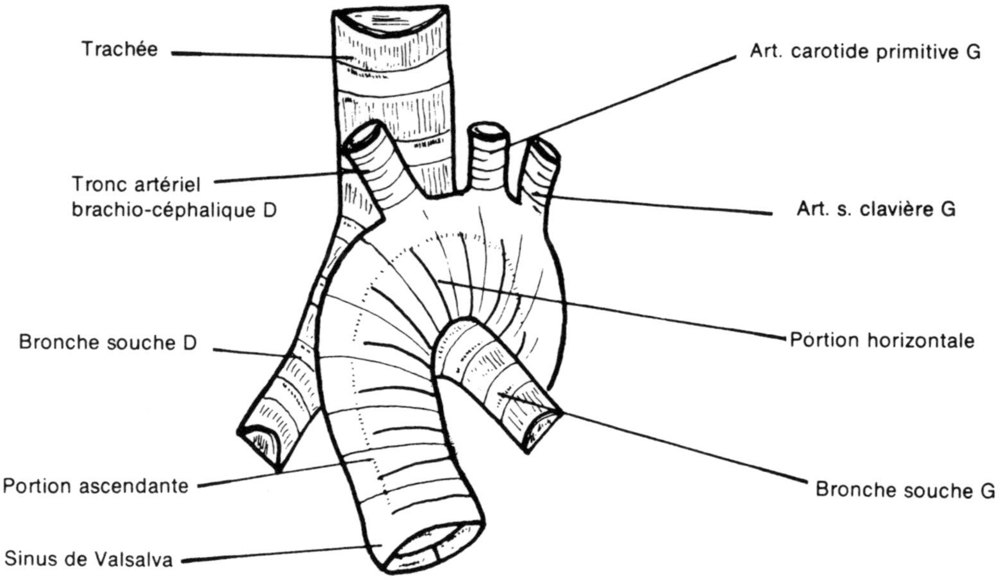


**CROSSE DE L'AORTE**
**(vue antérieure)**

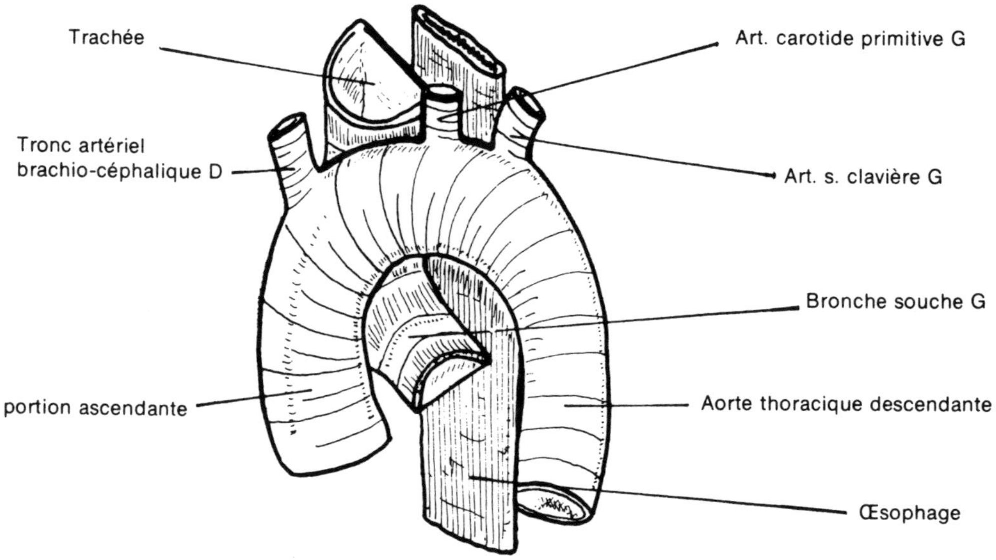


**CROSSE DE L'AORTE**
**(vue de 3/4 gauche)**

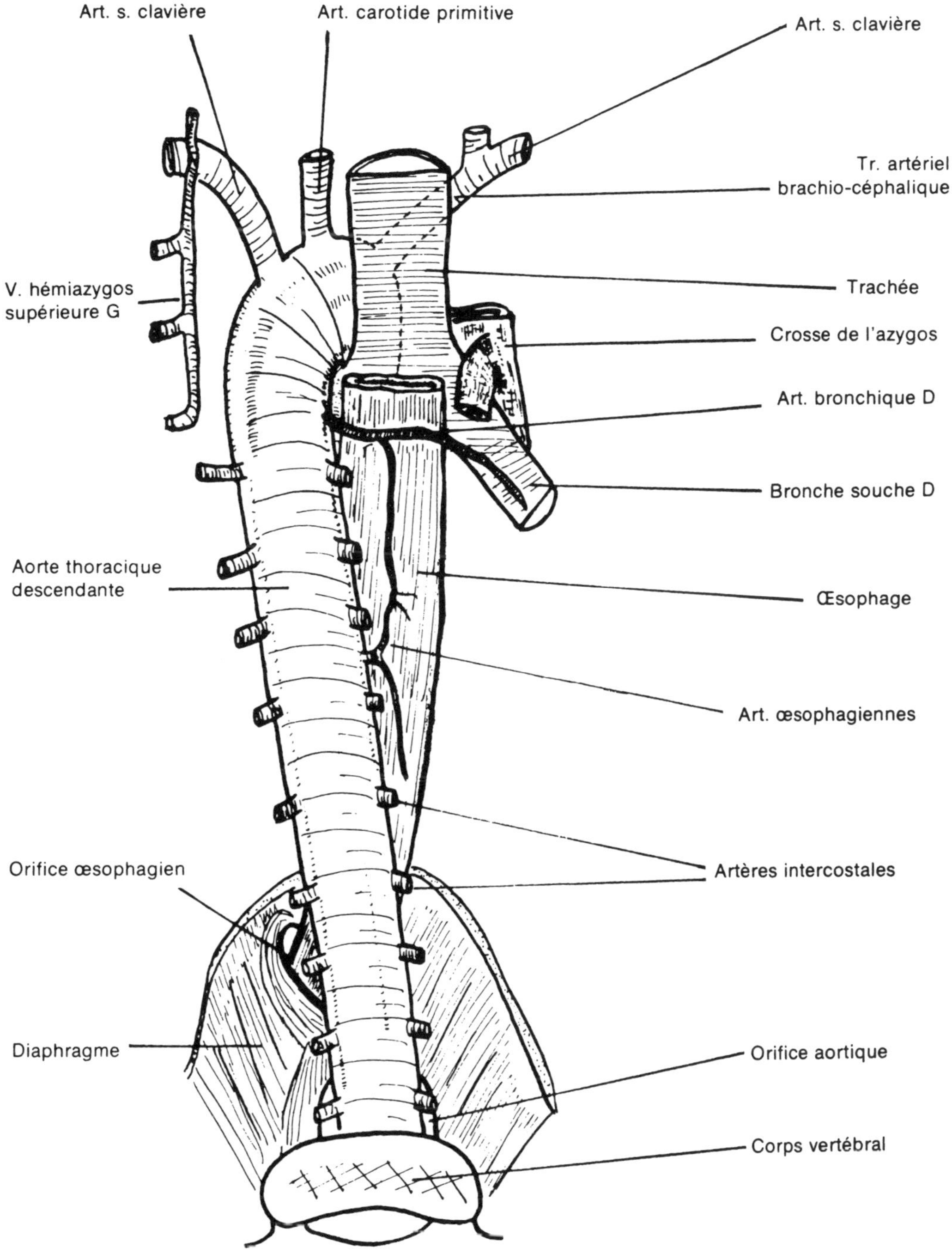


**AORTE THORACIQUE DESCENDANTE**
**(vue postérieure)**

# Système veineux azygos

Voie anastomotique entre les territoires veineux cave inférieur (sous-diaphragmatique) et cave supérieur (sus-diaphragmatique) le système veineux azygos draine vers le cœur droit le sang veineux des parois du tronc et de quelques viscères thoracique (bronches, œsophage, péricarde postérieur).

Longeant verticalement la majeure partie de la paroi postérieure de la cavité thoracique, de chaque côté des corps vertébraux, il se compose:

1. D'une *grande veine azygos droite* prenant ses origines dans la région inframédiastinale postérieure par la réunion des deux racines l'une externe issue de la jonction de la 12ᵉ veine intercostale avec la veine lombaire ascendante, l'autre interne, inconstante, prenant origine sur la face postérieure de la veine cave inférieure.
2. D'un *système hémi-azygos gauche* constitué par la veine hémi-azygos inférieure formée également à son origine par 2 racines, externe (12ᵉ veine intercostale et veine lombaire ascendante) et interne issue de la veine rénale gauche; et par la veine hémi-azygos supérieure qui draine les sept premières veines intercostales.

Ces deux hémi-azygos gauches se jettent soit séparément, soit par un tronc commun dans la veine grande azygos après avoir croisé la face antérieure du rachis dorsal (7ᵉ ou 8ᵉ vertèbre dorsale).

**L'ensemble du système azygos se termine dans la face postérieure de la veine cave supérieure après avoir décrit une crosse au-dessus de la bronche souche droite passant ainsi du médiastin postérieur dans le médiastin antérieur.**

**DISPOSITION SCHEMATIQUE**
**DU SYSTEME AZYGOS**
**(vue antérieure)**

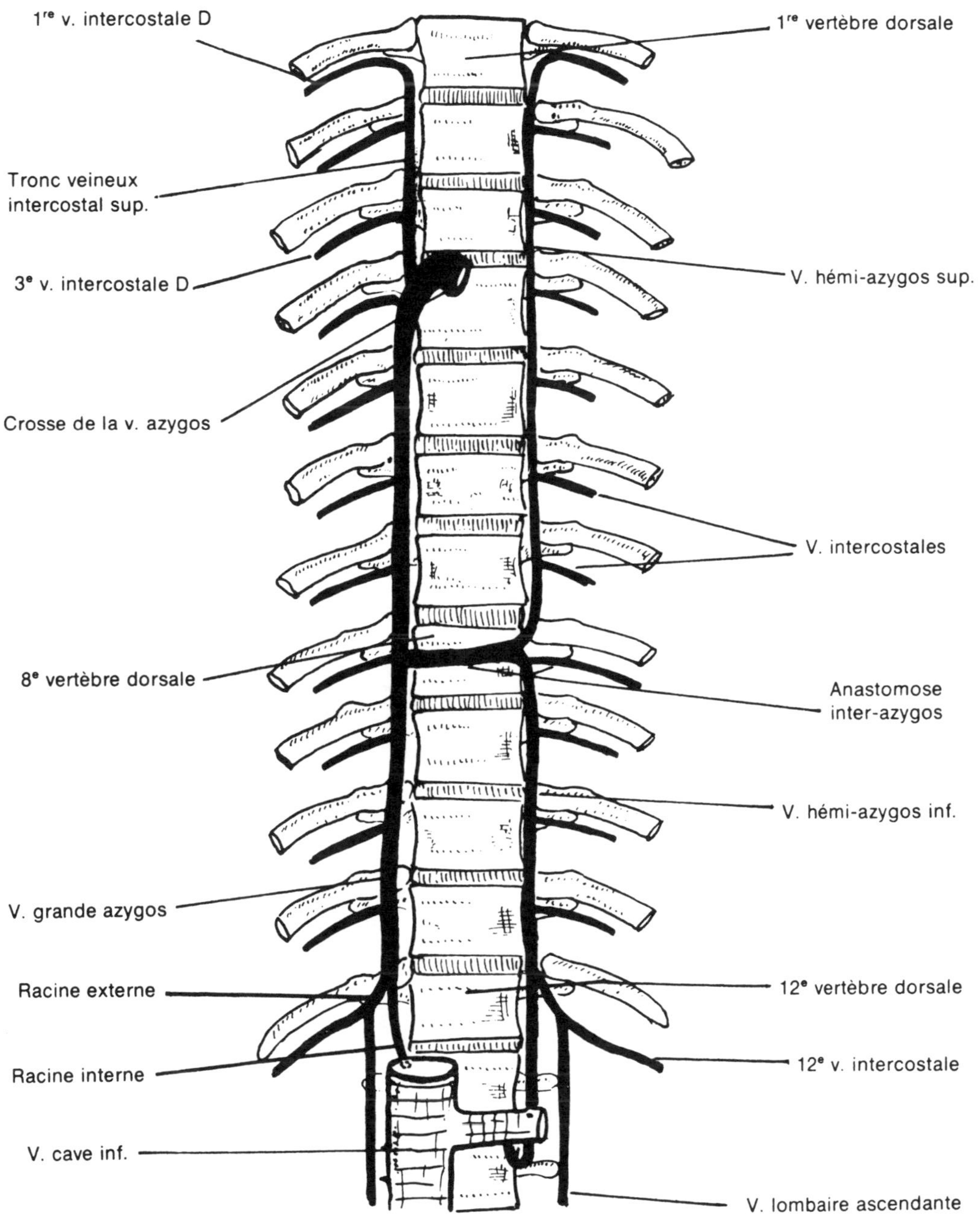

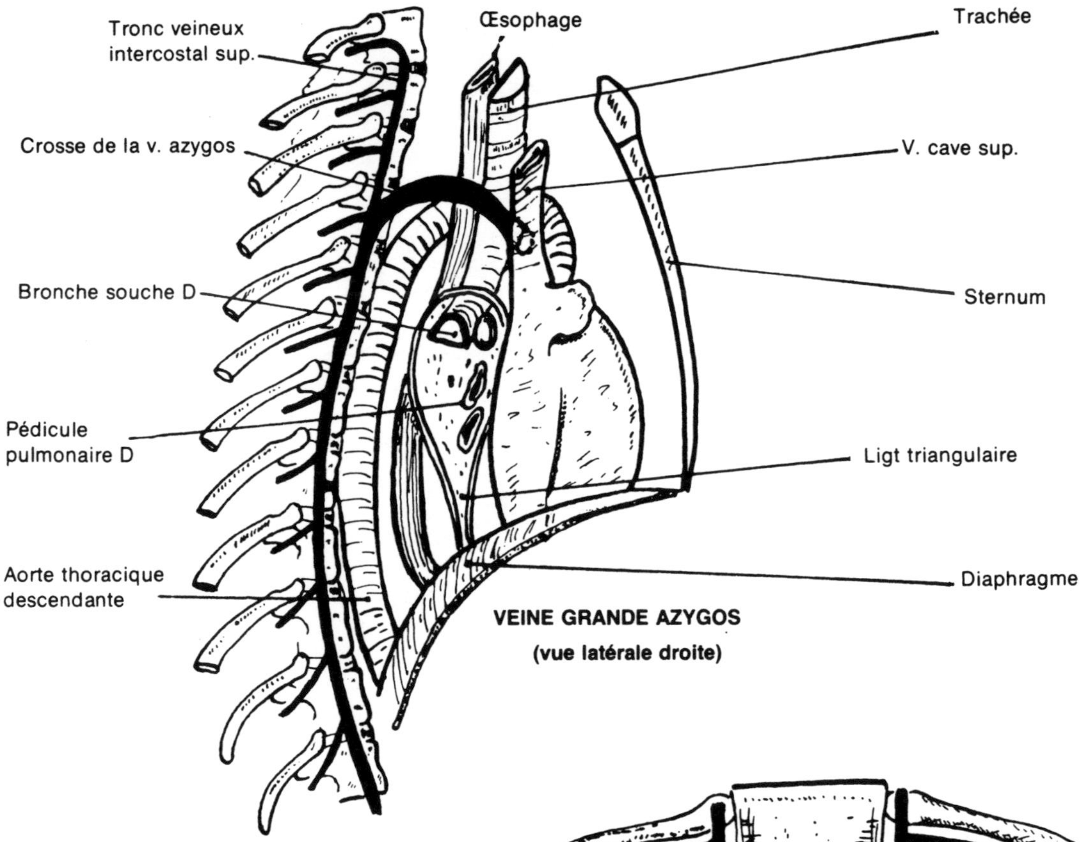


**VEINE GRANDE AZYGOS**
**(vue latérale droite)**

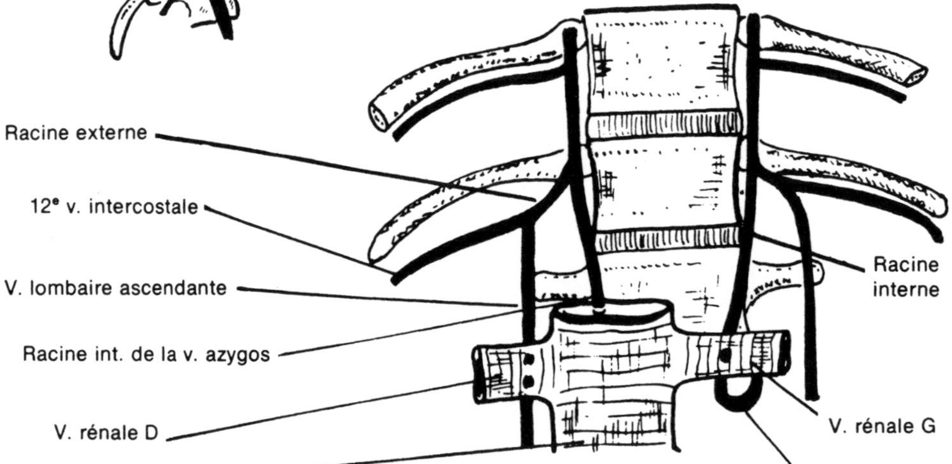


**ORIGINES**
**DU SYSTEME VEINEUX AZYGOS**

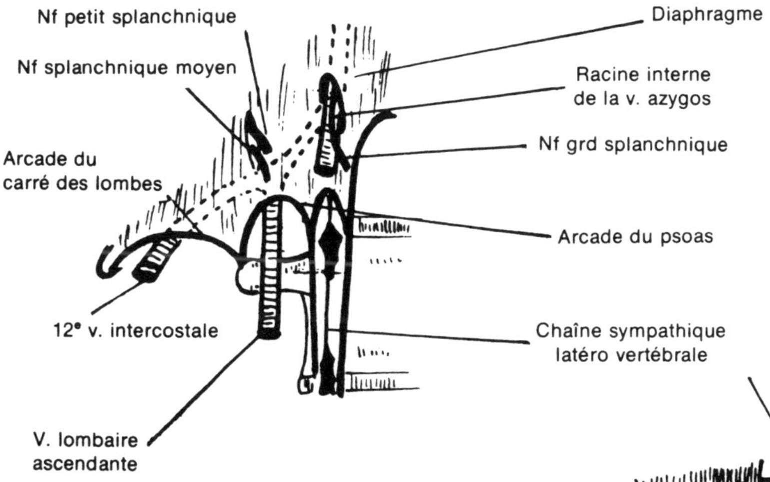


**TRAVERSEE DIAPHRAGMATIQUE**
**DES V. D'ORIGINES**
**DU SYSTEME AZYGOS**

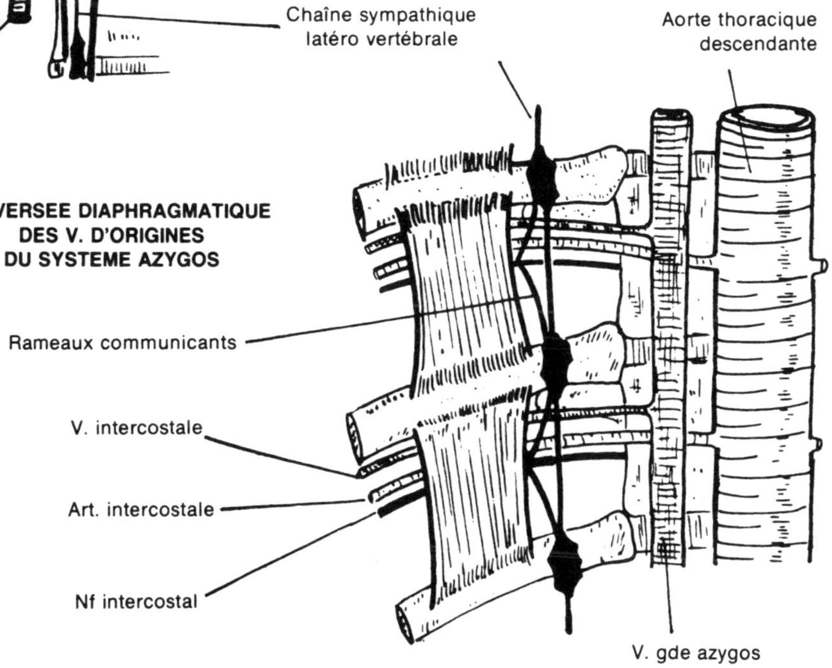


**VUE ANTERIEURE**
**DE LA REGION COSTO-VENTRALE**

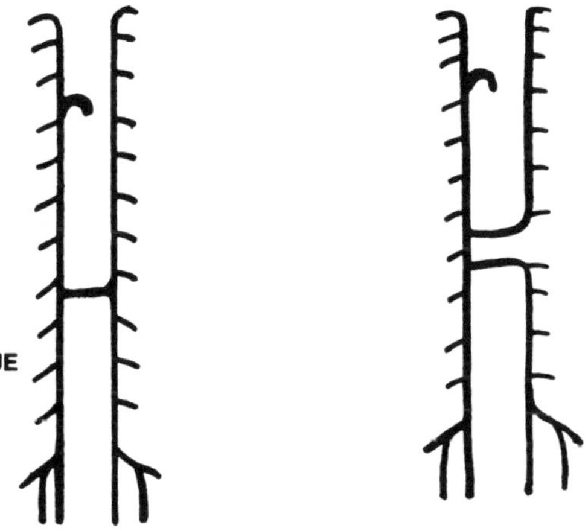

**TYPE I**
**ANASTOMOSE UNIQUE**

**TYPE II**
**ANASTOMOSE DOUBLE**

**VARIATIONS DE**
**L'ANASTOMOSE INTERAZYGOS**

## Le canal thoracique

Le canal thoracique représente le collecteur central des voies lymphatiques sous-diaphragmatiques et d'une partie des lymphatiques sus-diaphragmatiques (ganglions médiastinaux, intercostaux et cervicaux).

Il prend son origine dans la région lombaire supérieure ou thoracique inférieure par la réunion des troncs lymphatiques lombaires drainant les ganglions latéro-aortiques abdominaux.

Cette origine peut, parfois, être dilatée, constituant la Citerne de Pecquet.

Le canal thoracique, de calibre irrégulier, situé en avant des corps vertébraux, longe toute la hauteur du rachis dorsal au voisinage de l'aorte, de l'œsophage qu'il croise obliquement de droite à gauche en sa partie thoracique supérieure pour gagner l'artère sous-clavière gauche qu'il accompagne jusqu'à la région cervicale inférieure.

A ce niveau (creux sus-claviculaire gauche) le canal thoracique décrit une crosse, à concavité inférieure, se terminant dans la veine sous-clavière gauche ou dans le confluent jugulo-sous-clavier.

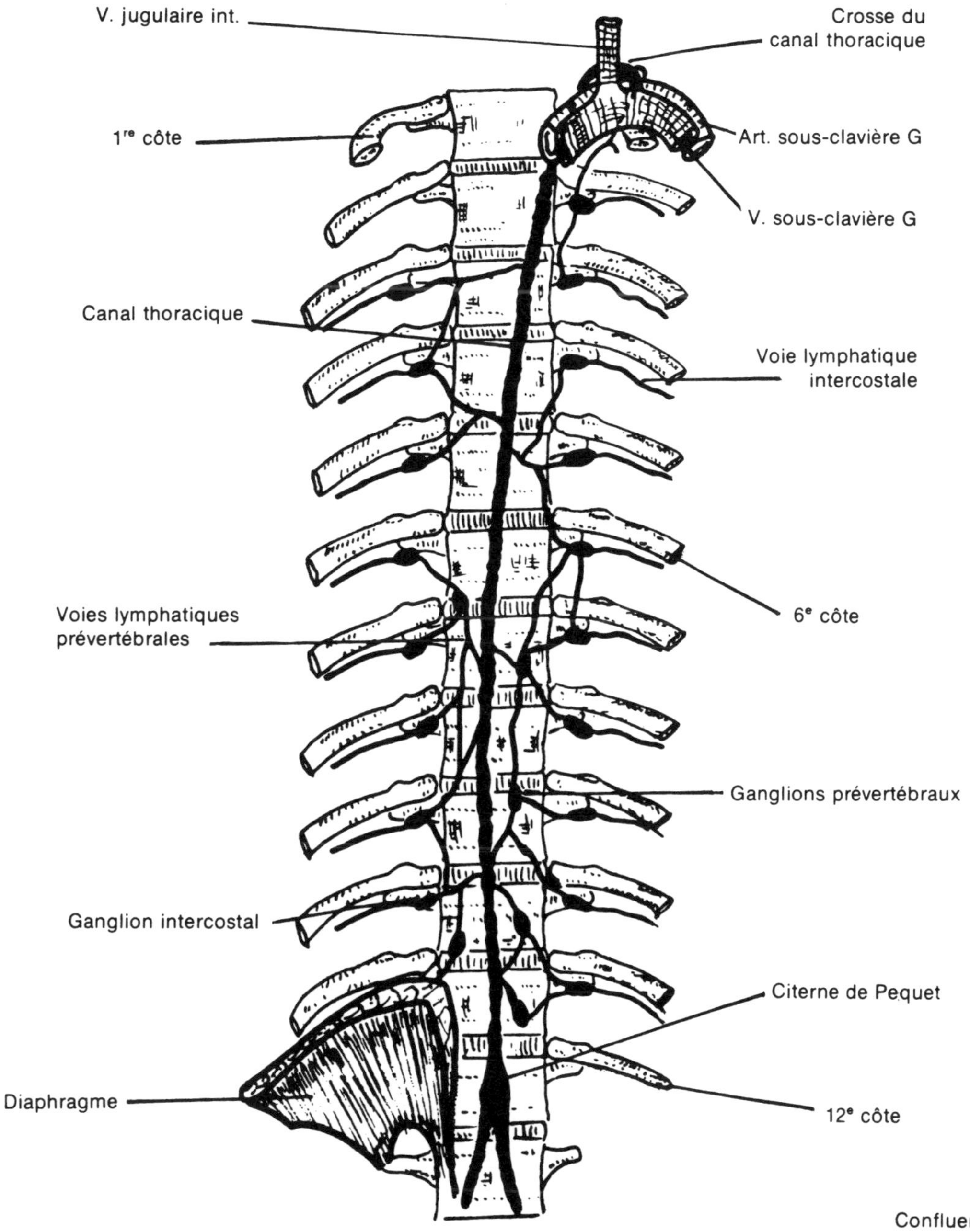


**LE CANAL THORACIQUE**
**VUE ANTERIEURE**
**Disposition schématique**

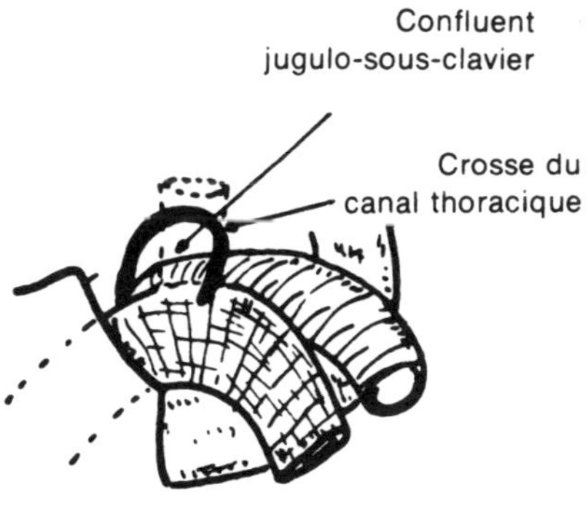


**TERMINAISON DU**
**CANAL THORACIQUE**

# L'ŒSOPHAGE THORACIQUE

# L'œsophage thoracique

La portion thoracique de l'œsophage, située profondément dans le médiastin postérieur, se trouve au cours de son trajet oblique en bas et à gauche successivement en rapport avec les éléments contenus dans trois régions différentes; on décrit ainsi à l'œsophage thoracique trois segments: sus-azygo aortique, interazygo aortique et rétro-cardique, diaphragmatique.

Son calibre présente deux rétrécissements: l'un aortico-bronchique, l'autre diaphragmatique.

Son innervation est assurée par le plexus œsophagien, issu des collatérales des nerfs pneumogastriques et des rameaux sympathiques efférents de la chaîne sympathique latéro-vertébrale thoracique.

Sa vascularisation tire ses origines sur le plan artériel des artères bronchiques ou intercostales, la circulation veineuse est drainée par le système veineux azygos.

En sa portion terminale diaphragmatique existent des anastomoses veineuses de type porto-caves tendues entre les veines de l'œsophage abdominal (système porte) et celles de l'œsophage thoracique (système cave supérieur).

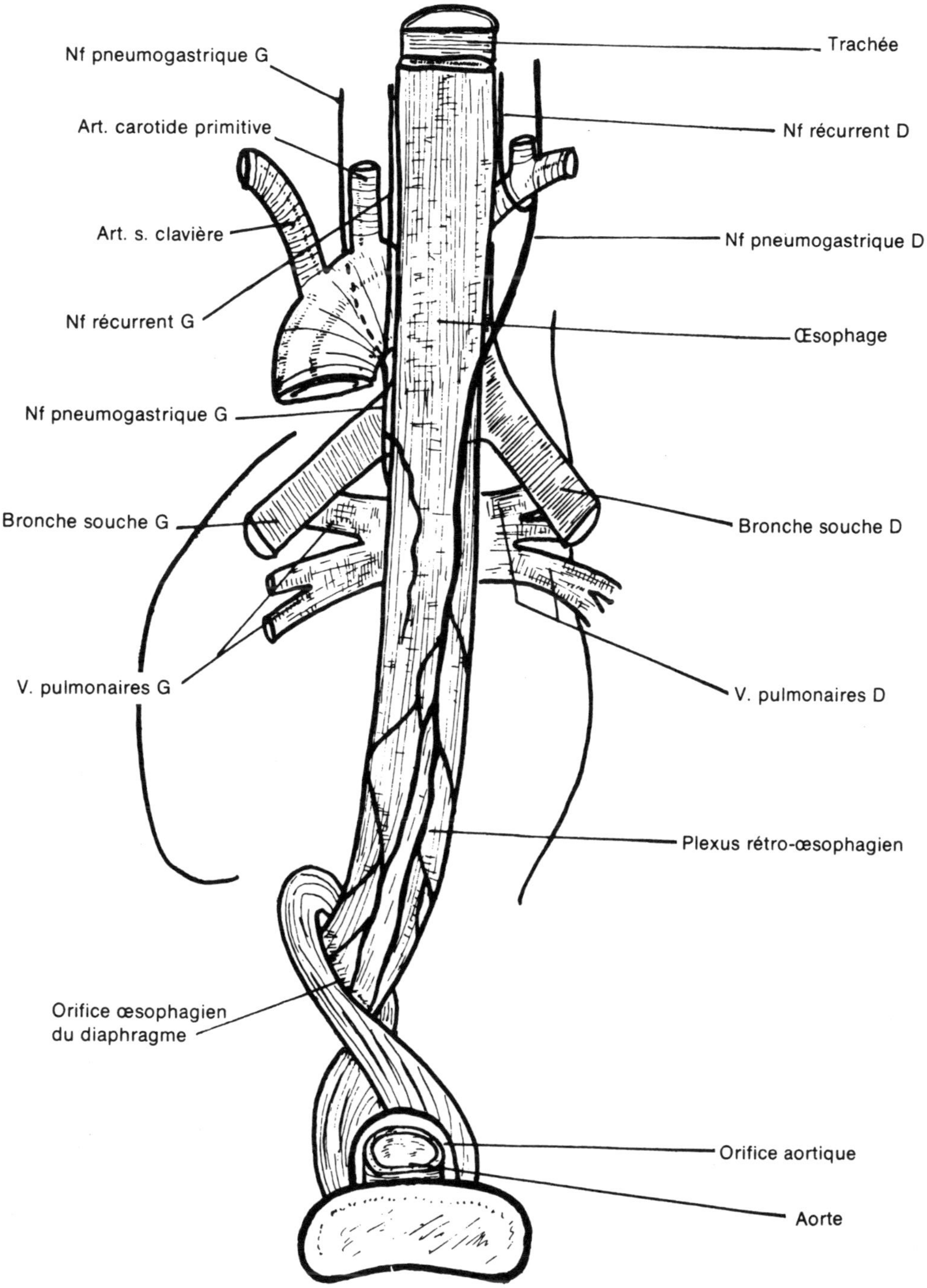


**ŒSOPHAGE THORACIQUE**
**(vue postérieure)**

**COUPES HORIZONTALES
DU THORAX**

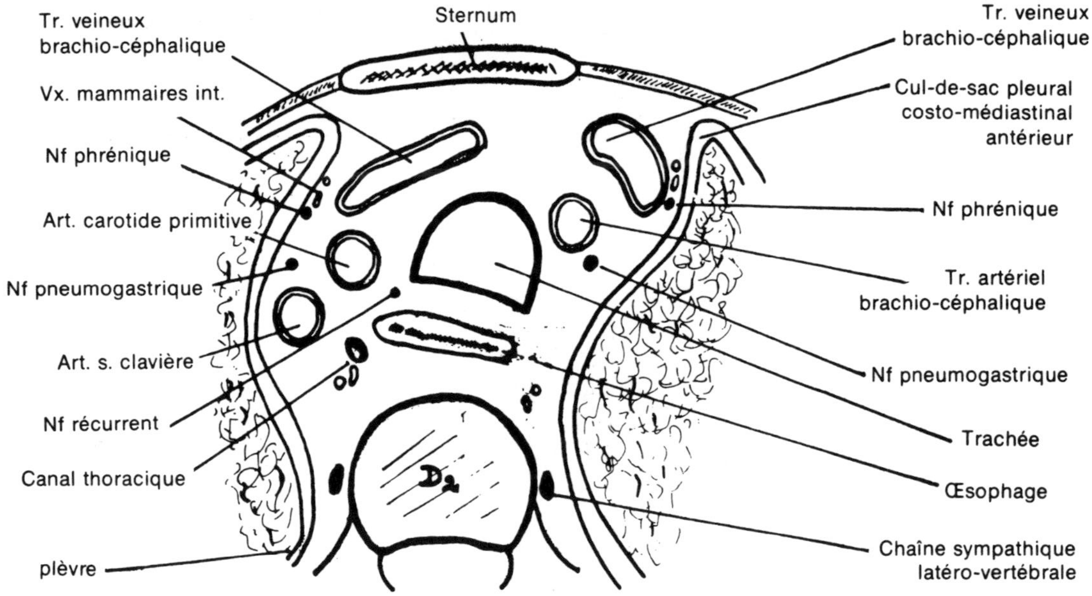


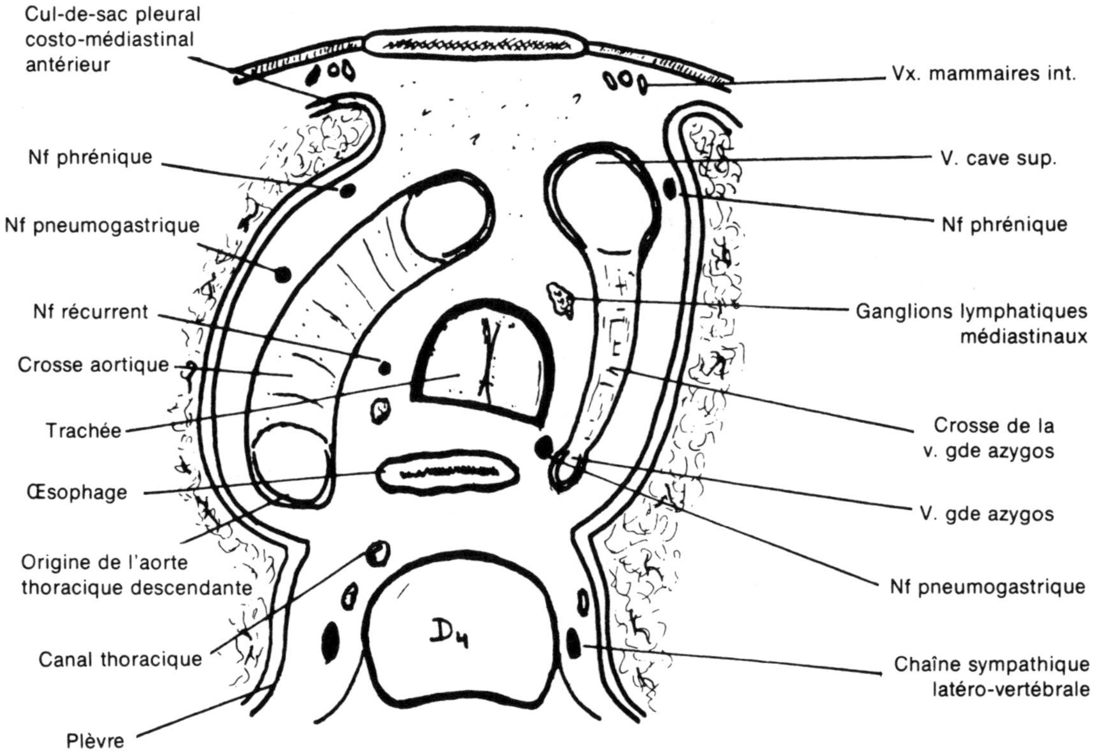

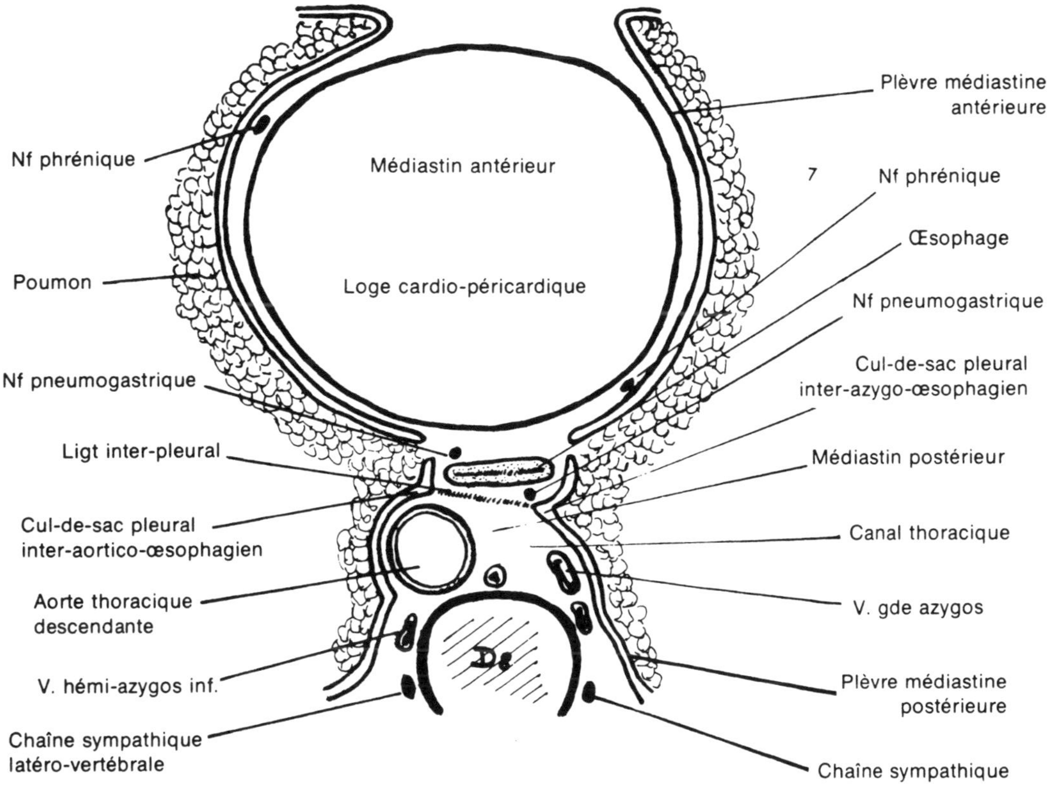


**RAPPORTS DE L'AORTE THORACIQUE DESCENDANTE**

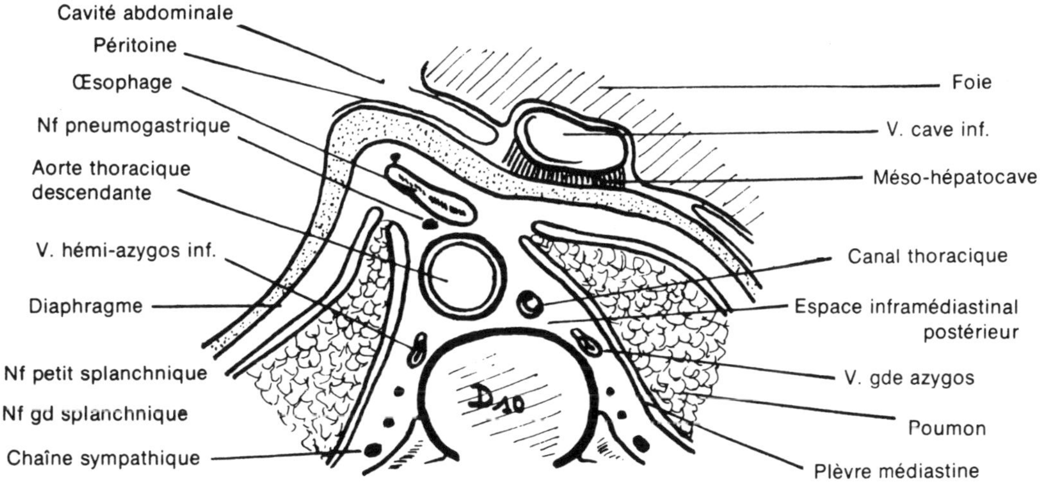


**RAPPORTS DE L'AORTE THORACIQUE DESCENDANTE**
**AU NIVEAU DE L'ESPACE INFRAMEDIASTINAL POSTERIEUR**
**(coupe horizontale)**

# LE THYMUS

## Le thymus

Le thymus, glande à sécrétion interne d'apparition temporaire, régressant à partir de la troisième année, est constitué par l'accolement de deux lobes contenus dans la loge thymique. Organe cervico-thoracique il est situé en arrière de l'extrémité supérieure du sternum et du feuillet profond de l'aponévrose cervicale moyenne, en avant de la lame thyro-péricardique (expansion de la gaine viscérale du cou) en dessous du corps thyroïde, au-dessus du péricarde, entre l'extrémité supérieure des deux poumons et des plèvres médiastines.

La vascularisation est assurée par les artères thymiques supérieures et inférieures branches des artères thyroïdiennes inférieures et mammaires internes.
L'innervation est fournie par les nerfs thymiques rameaux collatéraux de la chaîne sympathique latéro-vertébrale cervicale.

Après régression, les vestiges thymiques constituent la masse graisseuse rétro-sternale.

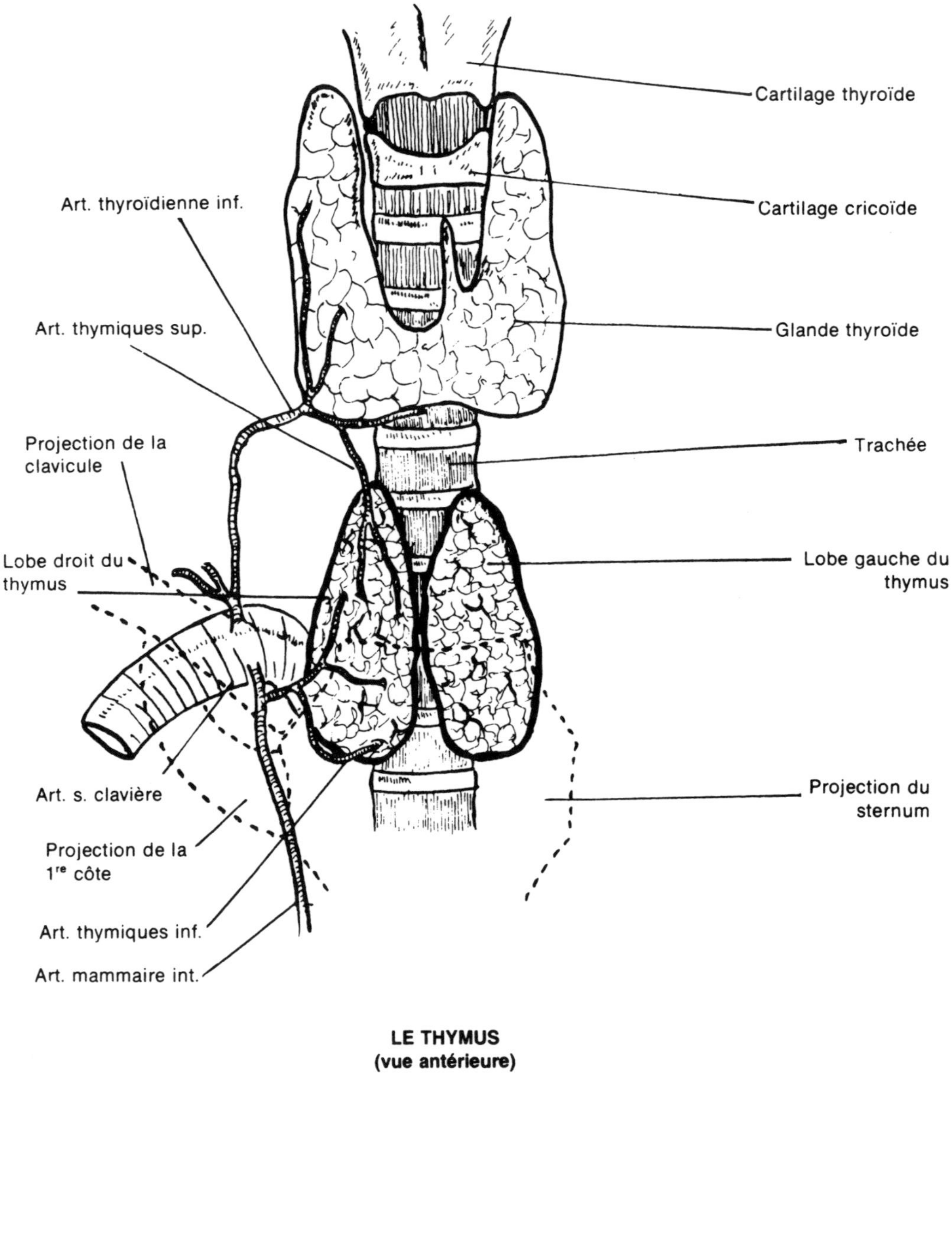


**LE THYMUS**
**(vue antérieure)**

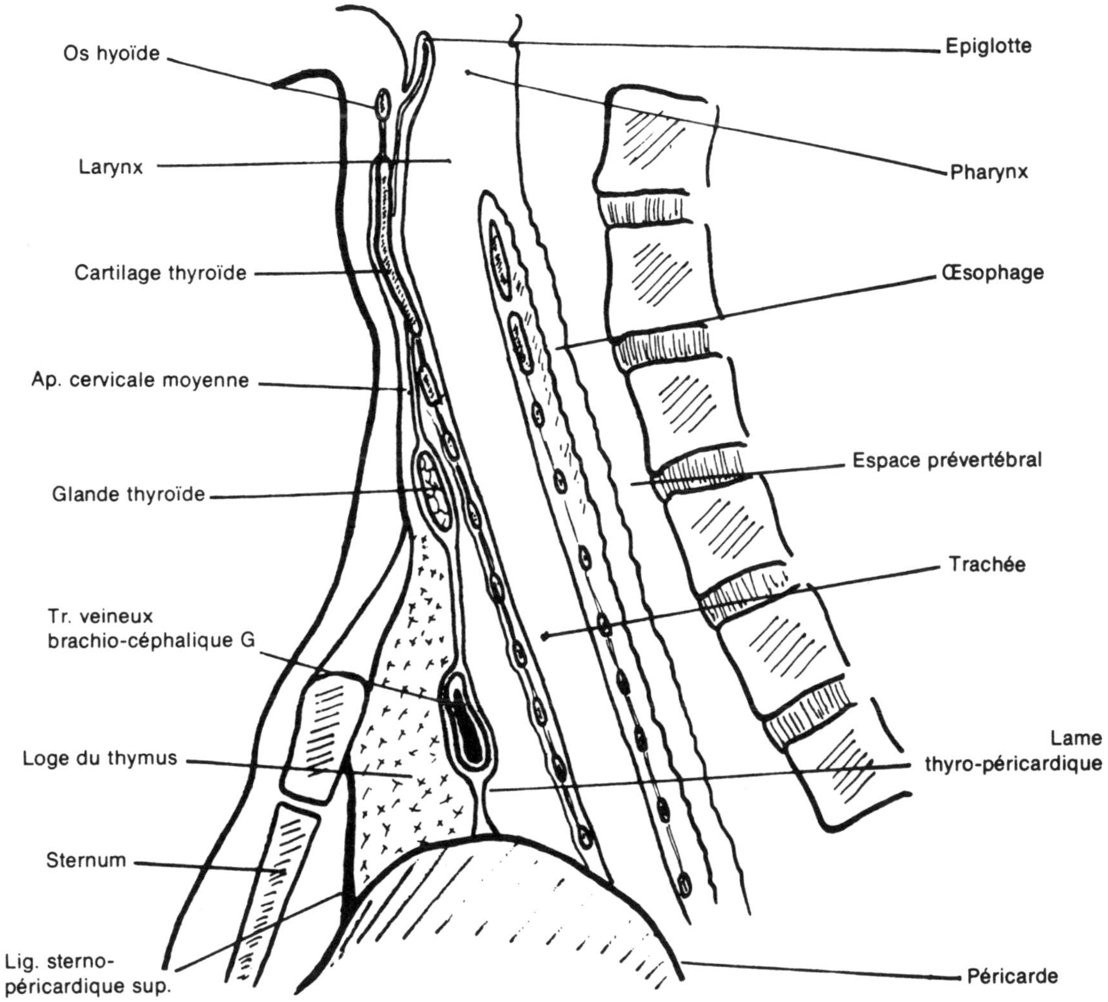


**LA LOGE DU THYMUS**
**(coupe verticale)**
**(vue latérale gauche)**

# LE NERF PHRENIQUE

# Le nerf phrénique

Le nerf phrénique (nerf respiratoire de Charles Bell) est destiné à l'innervation motrice du diaphragme et sensitive de la plèvre, péricarde, péritoine.

Il prend son origine du plexus cervical profond par une racine principale, la quatrième racine cervicale (C4) et par deux racines secondaires, troisième et cinquième racines cervicales (C3 et C5).

Longeant la face antérieure du scalène antérieur, il descend à travers la région cervicale, pénètre dans le thorax, médiastin antérieur, où accompagné par l'artère diaphragmatique supérieure et ses veines satellites, il longe le sac cardio-péricardique et la plèvre médiastine pour gagner le diaphragme où il se ramifie (cfr fascicule V - Parois du tronc - Le diaphragme).

Au cours de son trajet, il s'anastomose avec le nerf du sous-clavier branche de la 5$^{e}$ racine cervicale.

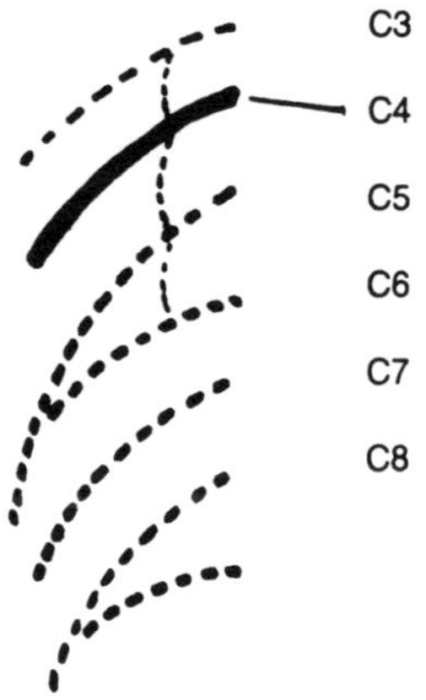


**ORIGINE DU NERF PHRENIQUE**

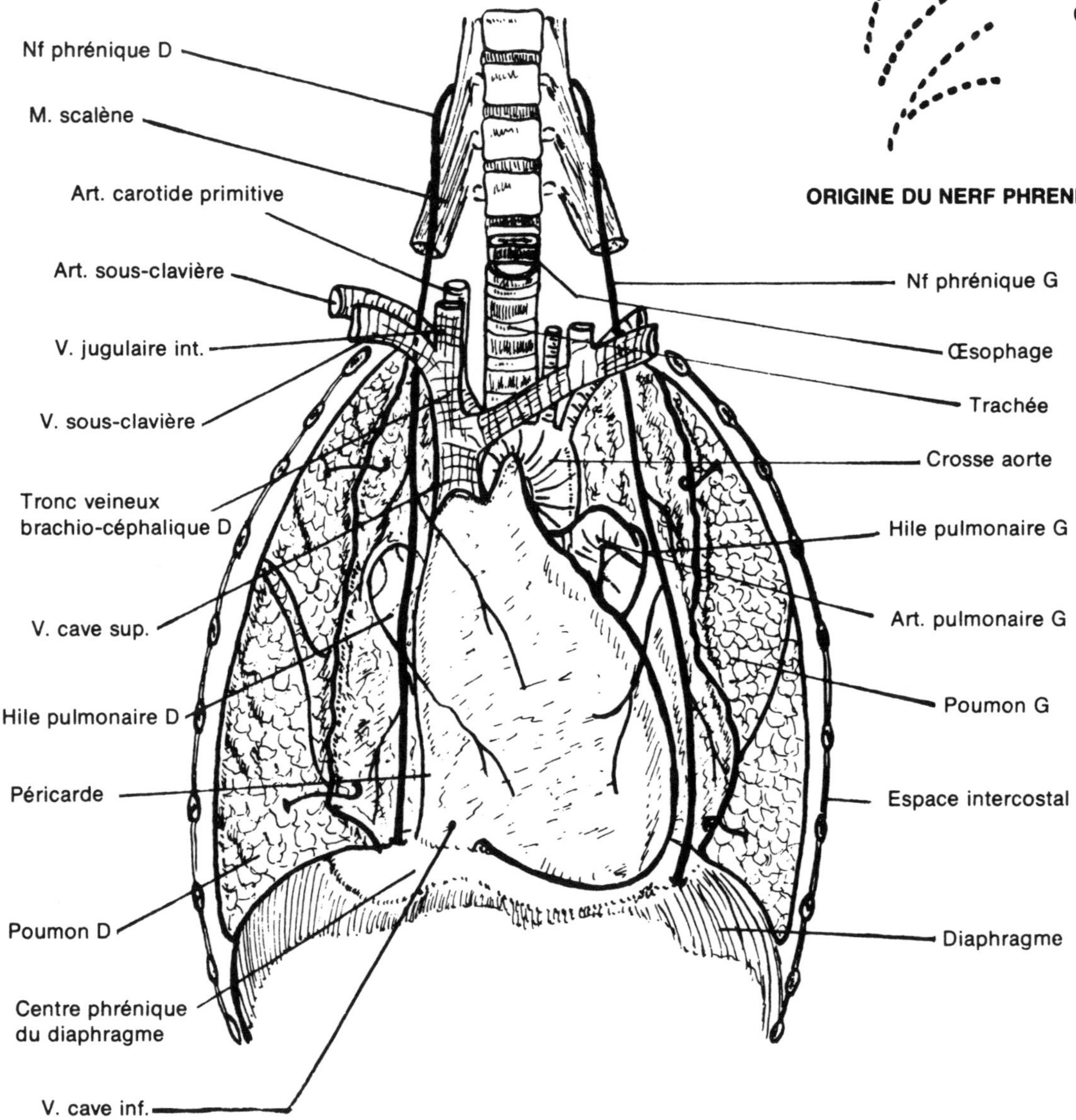


**DISPOSITION SCHEMATIQUE**
**DES NERFS PHRENIQUES**
**(vue antérieure)**

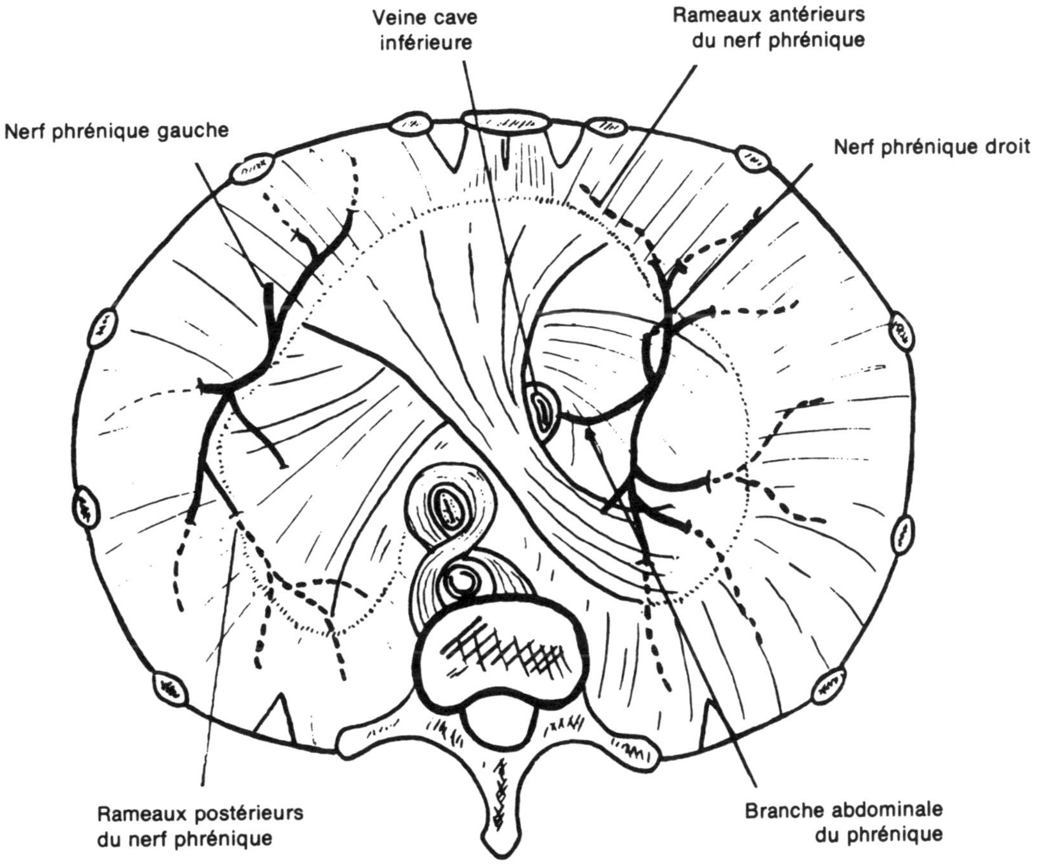


Ramification du nerf
phrénique au niveau
du diaphragme

Après un long trajet thoracique le nerf phrénique droit pénètre le diaphragme au voisinage de l'orifice de la veine cave inférieure, le phrénique gauche à la partie antéro-externe de l'hémidiaphragme gauche.

Ils se ramifient dans l'épaisseur du muscle.

Une branche terminale (branche abdominale) perfore le diaphragme, descend au-devant des piliers et par anastomose avec des rameaux du plexus solaire constitue le plexus diaphragmatique inférieur.

# CHAINE SYMPATHIQUE LATERO-VERTEBRALE THORACIQUE

## Chaîne sympathique latéro-vertébrale thoracique

Situées de chaque côté de la colonne vertébrale, les chaînes sympathiques latéro-vertébrales thoraciques s'étendent de la partie postérieure du premier espace à celle du douzième espace intercostal.

Constituée par la succession de 11 à 12 ganglions réunis par des connectifs intermédiaires la chaîne latéro-vertébrale thoracique fait suite au segment cervical au niveau de l'orifice supérieur du thorax et se continue au-delà du diaphragme par la chaîne lombaire.

Le premier ganglion thoracique se fusionne, en général, avec le dernier ganglion cervical pour former le ganglion stellaire.

*Les cinq premiers ganglions* donnent des branches efférentes destinées aux viscères thoraciques postérieurs (nerfs splanchniques médiastinaux postérieurs): œsophage, bronches, poumons; aux vaisseaux (aorte, système veineux azygos) aux formations ostéo-musculaires (rachis, muscles intercostaux, muscles périrachidiens).

*Les 6ᵉ, 7ᵉ, 8ᵉ, 9ᵉ ganglions* donnent par réunion de leurs branches efférentes le nerf grand splanchnique qui, longeant l'espace inframédiastinal postérieur, traverse le diaphragme par un orifice situé au-dessus et en dehors des piliers, pénètre dans la région abdominale et se termine dans le ganglion semi-lunaire et le plexus surrénal.

Les efférents des *10ᵉ et 11ᵉ ganglions* donnent par leur réunion le nerf splanchnique moyen qui traversant le diaphragme soit avec la chaîne latéro-vertébrale, soit par un orifice distinct, se termine au niveau du plexus solaire.

Le nerf splanchnique inférieur ou petit splanchnique inconstant, représente la branche éfférente *du 12ᵉ ganglion* lorsque ce dernier existe, traverse le diaphragme avec le nerf splanchnique moyen et se termine dans le plexus aortico-rénal.

*Les rameaux communicants* représentent des anastomoses entre les ganglions latéro-vertébraux thoraciques et les nerfs intercostaux. Ils se répartissent en trois groupes:

— *Supérieur* pour les quatre premiers espaces; le nerf intercostal est réuni aux ganglions sus et sous-jacents par plusieurs filets.

— *Moyen* annexé aux 5ᵉ, 6ᵉ, 7ᵉ espaces intercostaux. Le rameau communicant est tendu du nerf intercostal au ganglion situé en regard.

— *Inférieur* annexé aux derniers espaces intercostaux, présente une disposition comparable à celle du groupe supérieur, les filets étant moins nombreux.

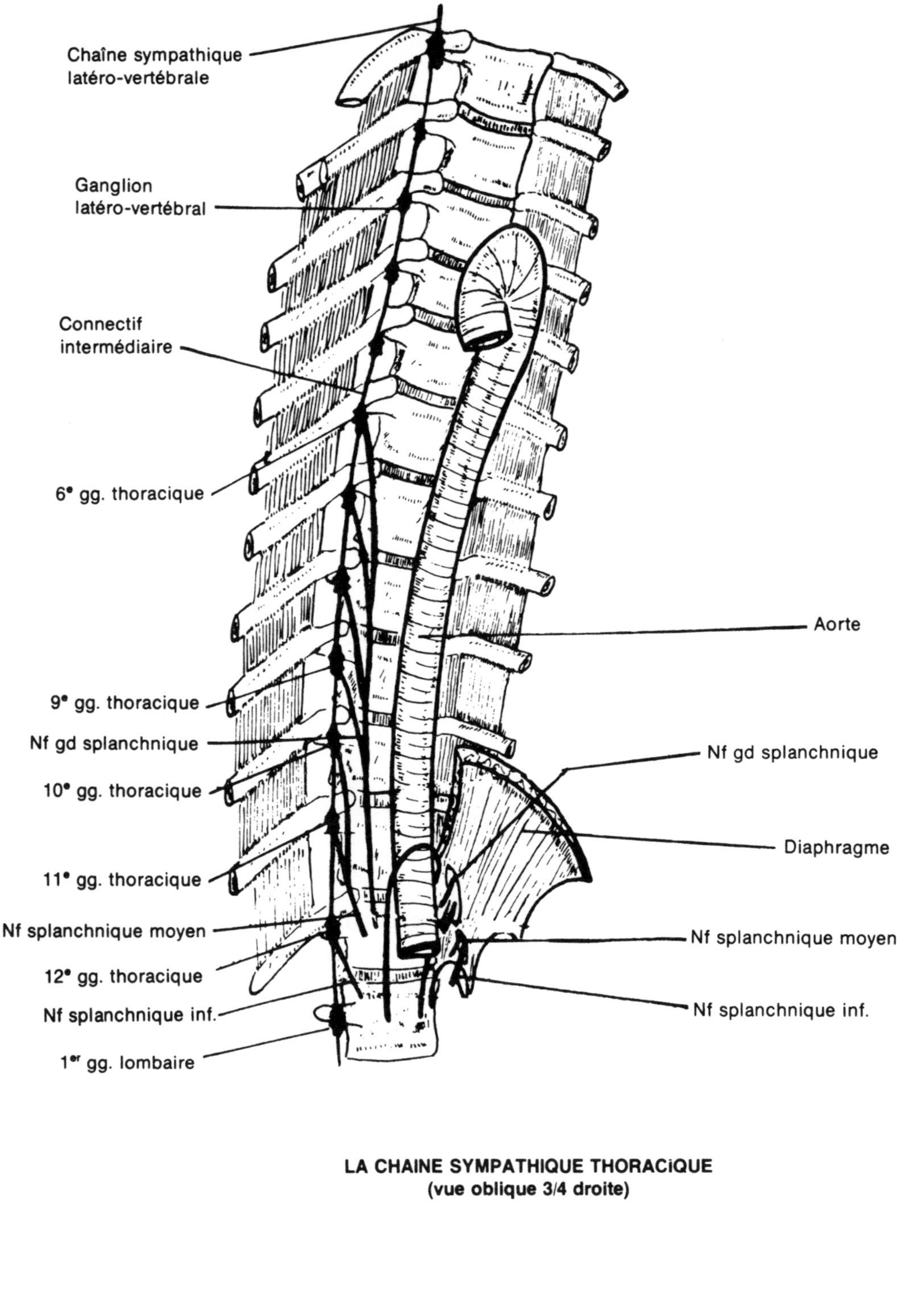


**LA CHAINE SYMPATHIQUE THORACIQUE**
**(vue oblique 3/4 droite)**

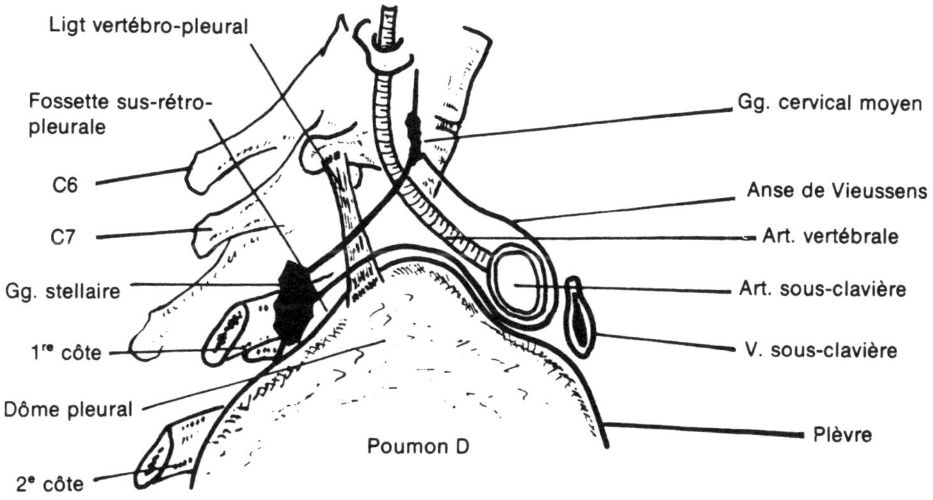


**GANGLION STELLAIRE**
**VUE LATERALE DROITE**

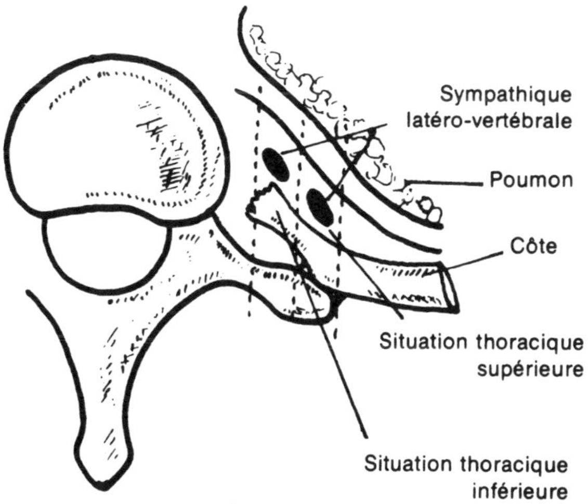


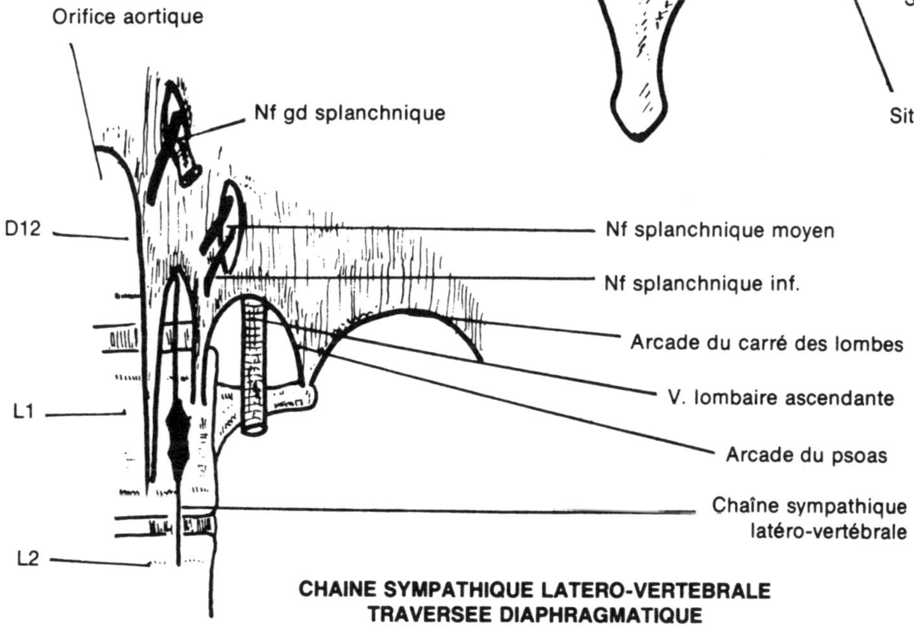


**CHAINE SYMPATHIQUE LATERO-VERTEBRALE**
**TRAVERSEE DIAPHRAGMATIQUE**
**VUE ANTERIEURE**

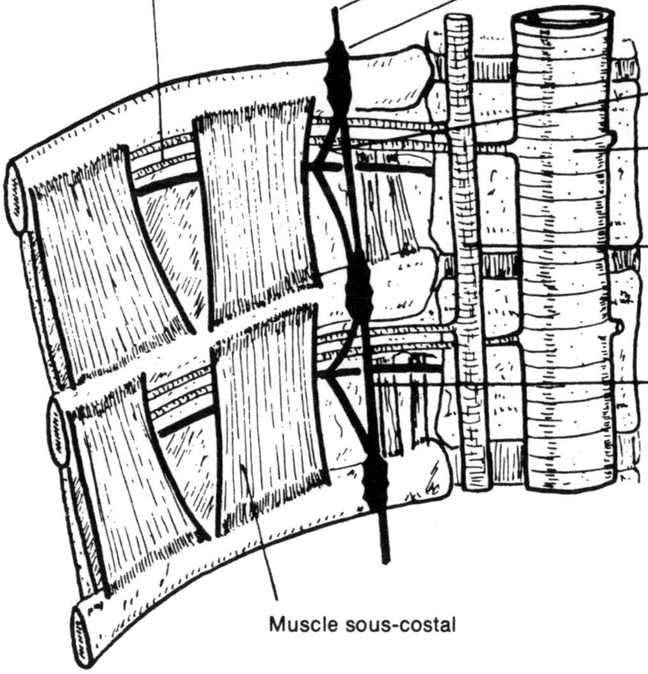


**LES RAMEAUX COMMUNICANTS**
**chaîne sympathique thoracique -**

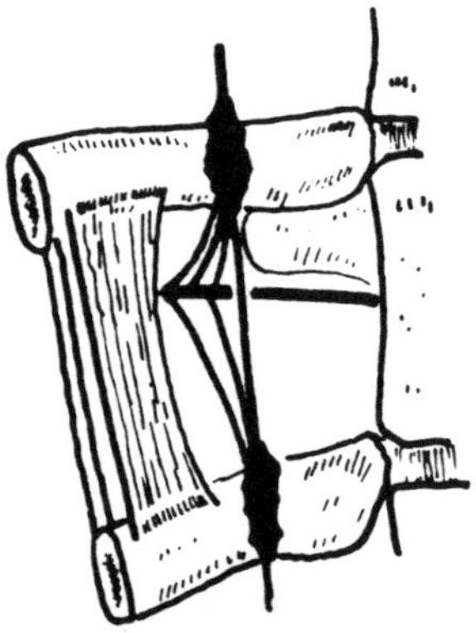

**Rameaux communicants des 4 premiers espaces**

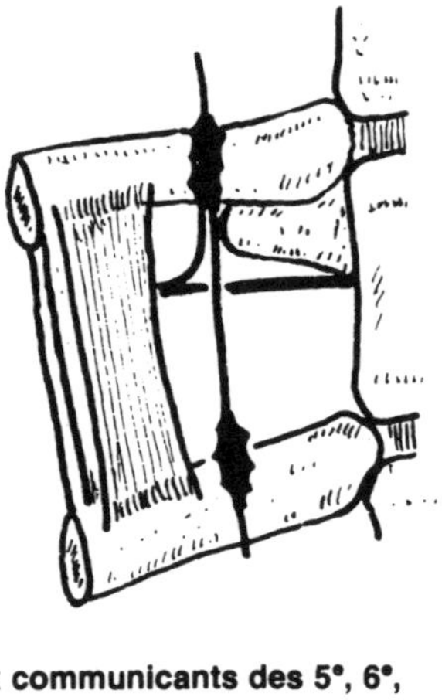

**Rx communicants des 5°, 6°, 7° espaces intercostaux**

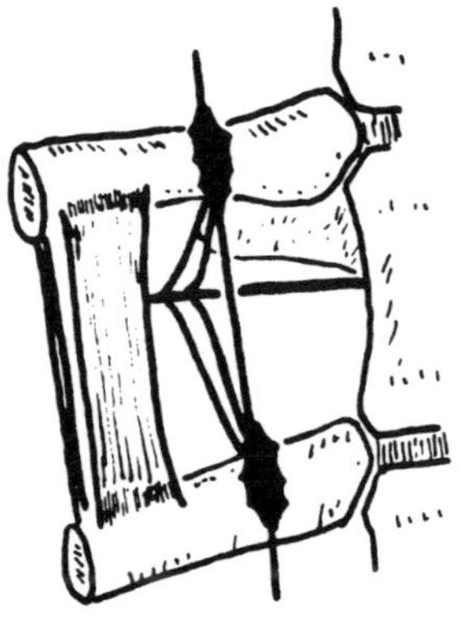

**Rx communicants des 8°, 9° 10°, 11° espaces**

# Table des matières


Introduction ........ 5
La cavité thoracique ........ 7
Trachée ........ 14
Les poumons ........ 21
Les ramifications bronchiques ........ 24
L'arbre bronchique droit ........ 28
L'arbre bronchique gauche ........ 31
Segmentation pulmonaire ........ 34
Appareil circulatoire pulmonaire ........ 39
Artère pulmonaire droite ........ 40
Artère pulmonaire gauche ........ 42
Les veines pulmonaires ........ 44
Lymphatiques du poumon ........ 50
La plèvre ........ 53
Hile pulmonaire ........ 57
Dôme pleural ........ 58
Topographie pleuro-pulmonaire ........ 62
Le cœur ........ 67
Les cavités droites du cœur ........ 70
Les cavités gauches du cœur ........ 72
Les orifices du cœur ........ 77
Les foyers d'auscultation du cœur ........ 80
Projection des cavités sur orthodiagramme ........ 81
Les nerfs cardiaques ........ 82
Le système cardio-necteur ........ 84
Les artères coronaires ........ 87
Les veines coronaires ........ 90
Le péricarde ........ 92
Les pédicules vasculaires de la base du cœur ........ 97
L'aorte ........ 101
Le système veineux azygos ........ 104
Le canal thoracique ........ 108
L'œsophage thoracique ........ 111
Le thymus ........ 117
Le nerf phrénique ........ 123
La chaîne sympathique latéro-vertébrale thoracique ........ 129

IMPRESSION, BROCHAGE

CHIRAT

42540 ST-JUST-LA-PENDUE
MARS 2007
DÉPÔT LÉGAL 2007 N° 4208

IMPRIMÉ EN FRANCE